出汗排毒

超简单净化排毒法，提升体内自愈力，不生病！

张媛媛 著

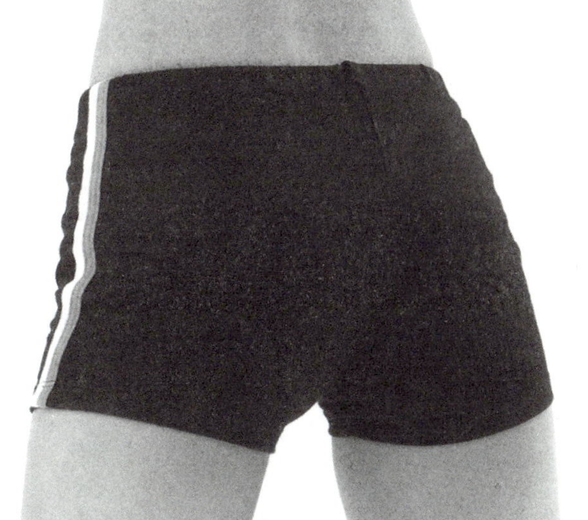

浙江科学技术出版社

前言

通经活络的出汗疗法

随着现代生活水平的不断提高，人们的健康意识也在逐渐增强。从几年前的进补热到近两年的养生潮，商家花样百出的保健品让人们目不暇接。可是，这些保健品中有益的究竟有多少？

俗话说：“人体自有大药，求医不如求己 。”随着对保健品市场的各方揭秘，人们早已深刻地认识到：只有自然的、绿色的养生才是无副作用的健康养生。然而，接踵而来的却是市场上层出不穷的食疗方案和理疗按摩。

其实，养生并不是单纯的进补和放松身心，它是调理身体代谢，为身体内部营造健康环境的一个完整过程。所谓“补”，指的是使身体不缺少必需的物质。如果单单将此作为养生的方法并不完全，应该说，食疗重在改善“体质”，而理疗按摩、疏通经络，意在使身体内部机制运行通畅。作为代谢的最后一个步骤——“排”，则往往被人们所忽略。

无论是人体自身代谢产生的废物，还是现代化生活带来的“副产品”，一旦无法及时排出，在体内沉积下来，长此以往都会对我们的身体健康造成极大的危害。而提到“排”，人们往往首先想到排便和排尿两大方式。但无论是排便还是排尿，都应控制在正常范围内，过度排泄反而不利于健康，更不能用药物促进排泄，以免产生药物依赖，损伤脏器。

现在，越来越多的人开始关注人体的第三大排泄方式——排汗。

现代生活中，人们过于追求环境的舒适度，加之科技的不断发展，我们早已远离出汗这种“不愉快的感受”。然而，作为一种重要的排泄方式，排汗对于我们的身体健康与否起着至关重要的作用。换言之，能否排汗、排汗多少，也是我们衡量自身健康程度的一个重要指标。

事实上，排汗养生疗法在中国古已有之。传统医学认为，发热出汗不但有通经活络、提振精神和恢复体力的作用，而且具有调节神经、改善微循环以及保养脏腑的功效。同时，现代医学也对出汗这种温热疗法给予了极高的肯定，甚至发现出汗对癌症、疟疾、发热的治疗有着极大的帮助。但很多人并不了解这种医学上称之为“温疗”的具体操作方法，甚至断章取义、盲目追求治疗效果而采取一些错误的出汗方式，以至酿成恶果。

那么，究竟怎样出汗才不伤身？哪种出汗方式能够发挥养生的功效？健康的生活与出汗之间有着什么样的内在联系？这些问题在本书中你都将会找到答案。本书带给读者的是一套安全、实用、高效的养生方案，它从出汗原理、改善体质、健康出汗、汗后护理、汗液异常等几大方面，系统、科学地介绍了出汗养生的正确方法，并力求以最简洁、专业的表达方式展现在读者眼前。

准备好了吗？翻开本书，让我与你一起踏上健康养生的“出汗之旅”吧！希望它能够真正成为你和家人的健康之钥！

张媛媛

目录

第一章
出汗，是身心释放压力的良方

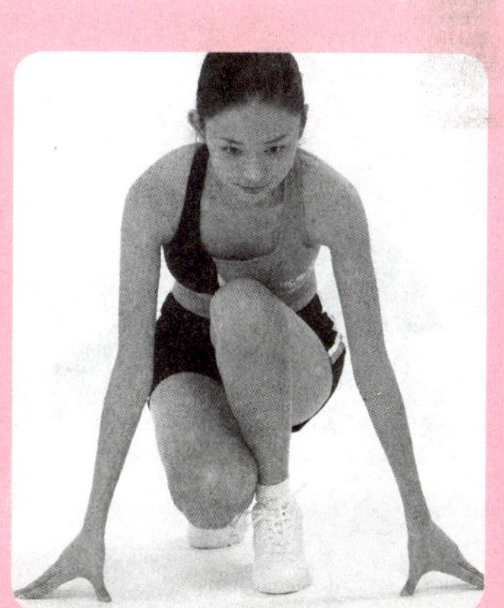

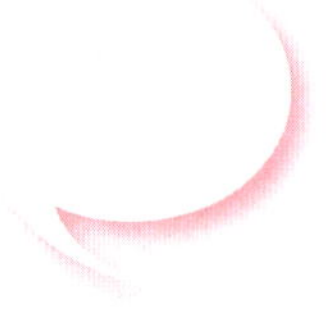

第二章
你不能不知的危险“汗信号”

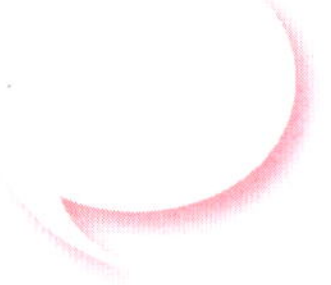

第三章
健康出汗，从改变体质开始

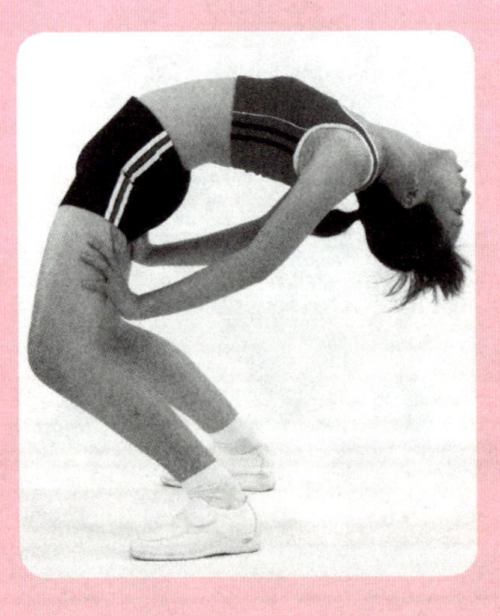

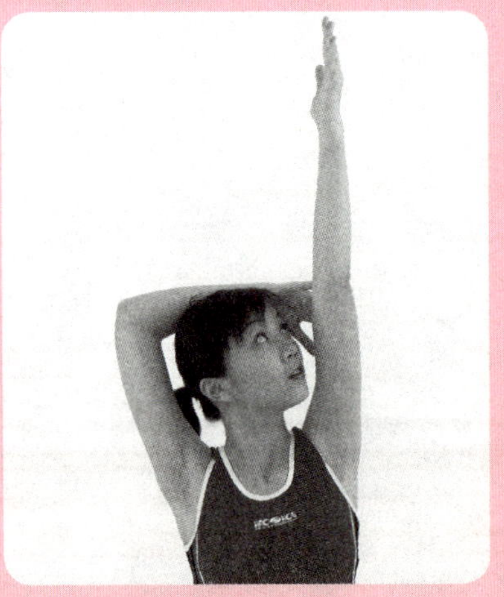

第四章
科学养生，“动”出健康汗

附录

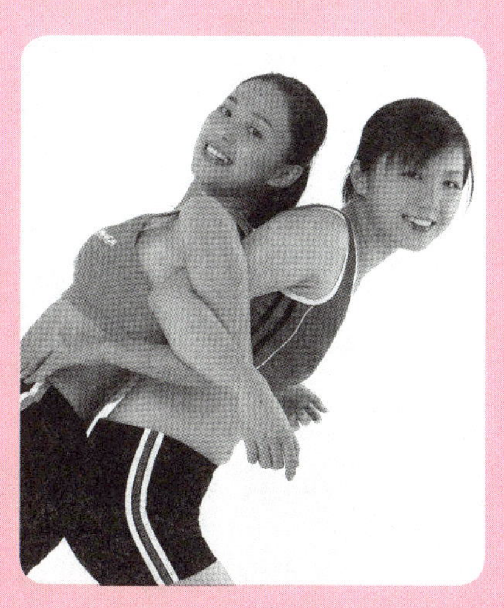

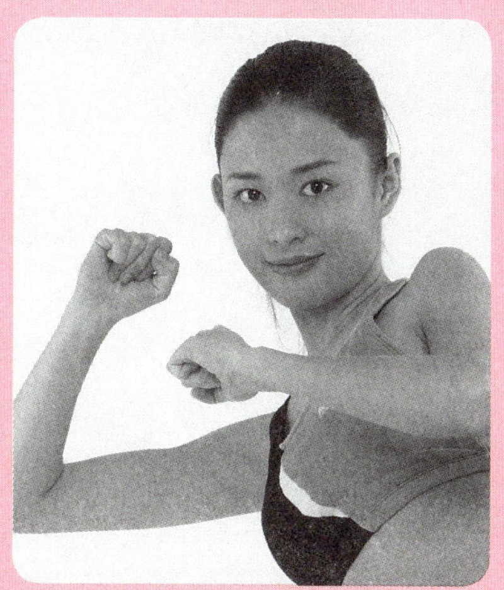

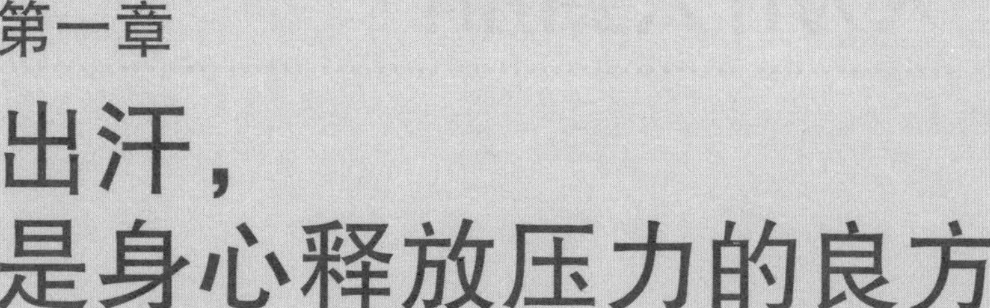

第一章

出汗，是身心释放压力的良方

每天我们的身体积累了许多毒素，
只有排出身体的毒素，
才能让身体变得轻盈。
出汗，是身心释放压力的良方，
能帮助身体代谢有害物质，
获得健康。

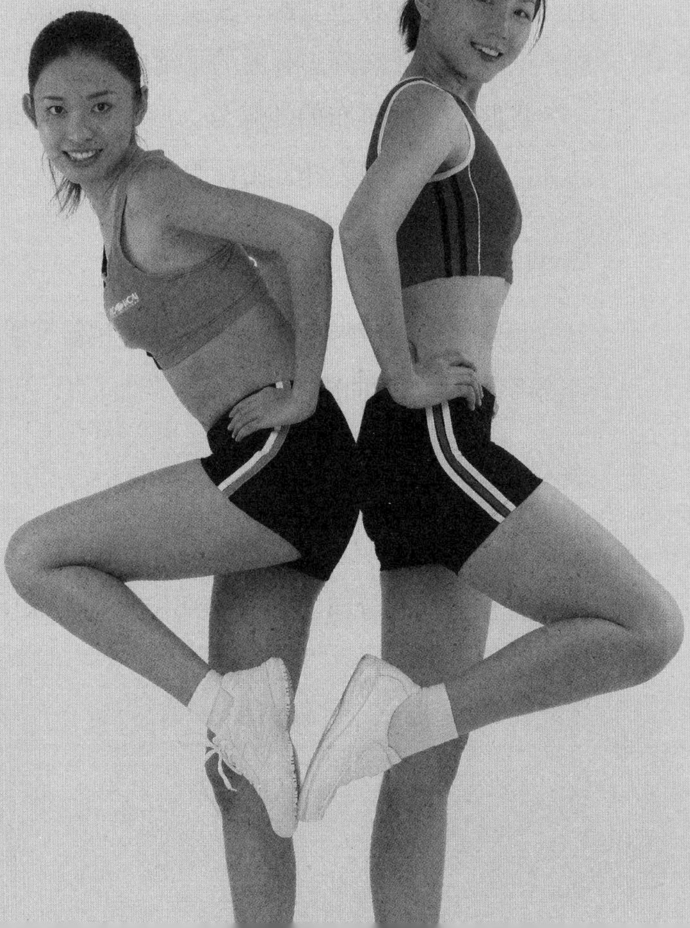

人为什么会出汗

若想把出汗作为一门养生的学问来了解，就先来好好认识一下“汗”吧！

汗，到底是什么

首先我们先了解一下汗腺究竟是什么。汗腺作为产生汗液的主体，是人类皮肤腺中的重要一员，广泛存在于真皮或皮下组织中的丝球体，是一种单管腺，主要分为分泌部和导管部。在汗腺的四周，围绕着与汗液分泌有关的平滑肌纤维和大量的毛细血管网。

皮肤上星罗棋布的汗腺分为两种：一种是顶浆腺，即日常所说的大汗腺；另一种为外分泌汗腺，即日常所说的小汗腺。

◎ 顶浆腺

顶浆腺分布于腋窝、脐、肛门及生殖器等处，是出汗的密集区。其分泌部管腔大，盘曲成团，导管部较细而直，开口在毛囊上段。

◎ 外分泌汗腺

外分泌汗腺又名小汗腺，以掌跖、额部、背部、腋窝等处最多，且全身均有分布。其分泌部位于真皮深层和皮下组织中，管腔小，也盘曲成团，导管细直，开口于皮肤表面。

当汗腺受到刺激，分泌部的细胞会分泌一种成分与血浆基本相同的体液。这种体液生成于细胞的间隙，经过导管部排出体外，就是我们平时所看到的汗液。

汗液的主要成分是水、高浓度的钠和氯及低浓度的钾，如果是顶浆腺分泌的，还会含有蛋白质和脂肪酸。

在出汗频率较低的情况下，导管部的细胞有充足的时间从汗液中吸收钠和氯，水分也会通过渗透作用被重新吸收，这时的排汗量较少，汗液中钠和氯的平均含量也较低。而在出汗频率较高的情况下，导管部的细胞没有足够的时间从体液中吸收钠和氯，大量的汗液把它们带到皮肤表面，钠和氯的含量几乎占到体液的一半，钾的浓度高出20%，此时顶浆腺分泌的汗液中蛋白质和脂肪酸的含量会增加，使汗液变得更加浓稠，呈乳白色或黄色。

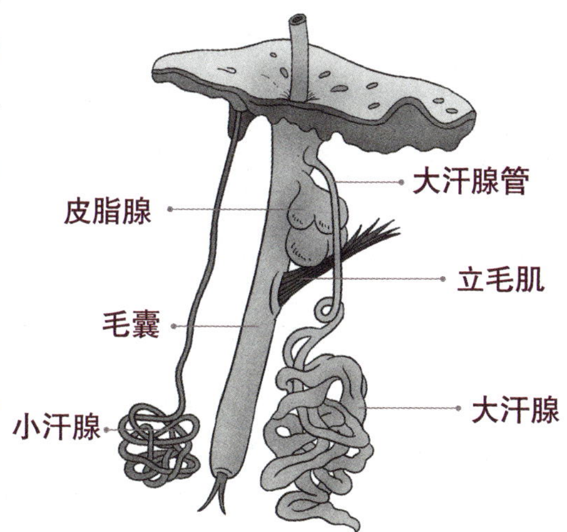

所以，在不同情况下，汗液中的具体成分与其所占比例并不是固定的。但其中至少有98%是水分。

健康地出汗才是王道

身体会出汗表示在体内堆积的废物，能随着排汗而流出体外。健康地出汗是王道。

如何出汗才是健康的？首先我们要来了解动汗和静汗两个概念。

所谓动汗，顾名思义指的是我们主动运动（如慢跑、健身等）而产生的汗液。而静汗，则是指身体相对静止（如精神紧张、外界温度高等）时产生的汗液。

无论从中医还是西医的角度来说，动汗都是“健康汗”。

动汗来自于运动，在这个细胞激烈活动的过程中，大量沉积于体表深层的毒素被汗液带出体外，减轻了肝肾等排毒脏器的负担。而静汗则刚好相反，高温、情绪紧张等刺激下的出汗都属于浅表出汗，并不能产生很好的排毒养生功效，而且许多没有任何征兆的出汗还有可能是危险的疾病信号。

如果你仍对动静汗之说有所怀疑，不妨仔细回忆：高温天气时我们大量出汗后会感到四肢虚浮、精神委靡，但在剧烈运动后却情绪高涨，浑身轻松。

出汗的原因

人体为什么会出汗？汗的种类又有哪几种？下面就让我们来看看。

温热性出汗

人类的体温在一定范围内是相对恒定的，而且身体本身也无法忍受过高的温度。所以，在非病理情况（如高温环境、体育运动等）下，体温升高时，体温调节中枢会“下令”汗腺分泌汗液，利用水分蒸发带走身体的热量，这种出汗叫做温热性出汗。

神经性出汗

许多人都有过这样的经历：当我们看恐怖片、与暗恋的对象说话、遇到突发事件时，常常会不自觉地出汗。这种出汗是情绪所致，神经冲动从大脑皮质传递到汗腺，产生刺激进而引起出汗现象，所以被称为神经性出汗。

味觉性出汗

在进食一些辛辣食物，如辣椒、大蒜、生姜时，身体也会不由自主地大量出汗。这种出汗属于人类的正常条件反射，由于主要受味觉影响，所以被称为味觉性出汗。

其他生理性出汗

除了温热性出汗、神经性出汗及味觉性出汗，其他因素也可能使我们汗流浃背，例如某些疾病的病理反应与药物的副作用等。这类出汗对我们的健康危害极大，严重的甚至会危及生命。后面的章节将会详细介绍如何避免这些不健康的出汗因素，以及发生此类状况的正确应对方法。

出汗是纯天然的排毒妙药

随着养生知识的普及，人们了解到体内存在着许多种毒素，其长期沉积不仅影响到机体的正常代谢，还有可能引起组织病变，重者甚至危及生命。于是越来越多的人意识到排毒的重要性，但你知道正确有效的排毒方式吗？

什么是“毒”

我们常常会听到排毒养生的说法，但提及“毒”时往往都被泛泛带过。那么，这个被公认为养生大敌的“毒”，到底是什么？

在西医中，“毒”的概念十分具体，例如糖尿病的并发症酮症酸中毒，这里的“毒”指生成过多的酮体；尿毒症，这里的“毒”指所有本应通过尿液排出的毒素。汗腺没有办法完成这样庞大的排毒工程，如果某些广告将汗液的排毒功能与排便、排尿相提并论，甚至夸大其词，宣扬排汗的功效已经凌驾于排便和排尿之上，这就是一种误导。

中医将“毒”的范围定义得相对广泛，也更适用于排毒养生中对“毒”的概括。中医认为，体内代谢出来的产物都叫“毒”，此外还包括造成身体损伤的“风、寒、暑、湿、燥、火”六大“病邪”等。所以，大致上可以把“毒”分为内毒和外毒两大类。

内毒

内毒由人体自身产生，是身体正常代谢产生的废弃物，在作息不规律、内分泌紊乱时会增加得更明显。

◎ 自由基

该物质具有较强的氧化性，可能会导致核酸突变，是人体衰老的根源，同时也容易引发各类疾病。

◎ 脂肪

如果运动量不足，缺乏良好的饮食习惯，在日常饮食中摄入太多的热能和油脂，体内就会囤积大量脂肪。而脂肪过多是破坏身材、引起多类病变的元凶。

◎ 尿酸

尿酸是人体内部一种弱酸性的代谢物，其溶解度相对较小，如果尿酸过多，不仅会引起结石，还会降低身体的免疫力。

◎ 胆固醇

饮食习惯不健康，人体的胆固醇指标就会升高，患心脑血管疾病的概率也会增加。

◎宿便

长期积累在肠壁内侧的陈旧大便被称为宿便。宿便留存在身体中会引发疾病。

◎水毒

水毒即身体内部的“浊水”，如果不及时排出，轻则引发水肿，重则使人患上风湿病或皮肤疾病。

外毒

外毒是外部环境中通过各种途径进入人体的，对人体具有不利影响的物质。

◎废气与粉尘

近年来，工业废气和汽车尾气排放量的增加令空气质量越来越差。大气中飘浮着大量的粉尘和污染物，它们会侵入人的呼吸道，并通过血液循环被输送到人体各器官而引起疾病。

◎食物污染

农产品所施用的化肥和农药过量、泛滥使用食品添加剂、饮用水质量下降等，这些都是直接危害我们身体健康的危险源。

◎化妆品

许多女性平时十分依赖化妆品，而这些化妆品所含的某些化学物质在卸妆时没有完全清除，就会通过皮肤和毛细血管进入人体，影响身体健康。

◎ 药品

俗话说“是药三分毒”，经常性地服用药品，尤其是抗生素类药品，会给身体带来不良影响，使体内的毒素越积越多。

出汗，被忽略的排毒妙药

在排毒盛行的今天，许多人执著于排便排毒和排尿排毒，对黏腻的汗液非常反感，常常待在清凉的空调房间里，这种忽视汗液排毒作用的态度与盲目重视同样错误。其实，人体排毒的方式还有很多，如打嗝、打喷嚏、吐痰等。任何一种排毒方式都十分重要，它们能帮助身体尽可能地排除毒素。

虽然汗液的绝大部分是水分，但人体具有200万~500万个汗腺，几乎遍布全身，单就数量而言，它们的排毒作用还是非常重要的。此外，和排便、排尿等排毒方法相比，出汗排毒还具有许多独特的优势：

（1）排便和排尿虽然都是重要的排毒方式，却不可过度使用。频繁服用具有通便效果的药品不仅会患上药物依赖，还会对肠道功能产生极大的损害；排尿太多则会增加肾脏负担，降低肾脏的活力。而排汗不同，人体在任何时候都在排汗，只要保持汗腺畅通便能够进行排毒，而且“健康汗”可以主动控制。所以，出汗能减轻肠道和肾脏的负担，使毒素尽快地排出。

（2）相较于洗肠、催吐等排毒方法，出汗排毒操作起来更加简单、安全。

（3）只要适度使用，出汗排毒几乎不会给身体造成任何负担，可以称得上是“纯天然，无副作用”的养生良药。

（4）出汗排毒对于排出那些附着在皮肤表层的毒素格外直接、有效。它可及时遏制此类毒素通过血液循环遍布全身而给身体带来更大的伤害，这是其他排毒方法无法做到的。

（5）在新陈代谢的过程中，多余的水分和二氧化碳会滞留在体内，如不及时排出就会演变成“浊水”和“浊气”，成为许多疾病的诱因。此时适当地出汗不仅能快速有效地将它们排出，还可调节内分泌、放松身心。

（6）对于饮食习惯口味较重的人来说，出汗还是一种不错的排盐方式。每天花一点时间发发汗，就能排出体内多余的盐，对预防心脑血管疾病很有好处。

（7）出汗可以帮助身体排出有害健康的酸性物质，维持机体内部的酸碱平衡。这些酸性物质如不能及时排出体外，就会造成身体酸化，增加患糖尿病、高血压、中风甚至癌症的风险。

（8）由于环境污染等原因，越来越多的重金属元素以各种方式进入体内，如果不能及时排出，就会引起重金属中毒，造成智力下降、器官癌变等问题。而健康出汗可以帮助身体将重金属排出，有效维护身体健康。

健康出汗

中“毒”自测表

序号	现状对照	结果
1	时常感到压力大，情绪波动频繁，焦躁易怒	
2	下半身肥胖，早起时、熬夜后身体容易出现水肿	
3	肤色暗黄，时常感到疲惫	
4	有体味、口臭	
5	头皮屑多，耳朵、鼻腔分泌物多，且略有黏稠	
6	黑眼圈、眼袋严重，目光空洞无神	
7	在没有减重的情况下身上出现橘皮样皮肤	
8	夜晚很疲惫并常常失眠	
9	早晨起床后四肢酸痛乏力	
10	清晨梳头时大量掉发	
11	每日清晨不能排便，经常便秘或腹痛	
12	免疫力低下，常患流行性感冒	

也许你还不确定自己是否“积毒已久”，那么先来自测一下现状吧！

◎测试结果：

1 轻度中毒状态

如果“✓”有4个或以下，说明你的身体处于轻度中毒状态，平时应注意作息规律、加强锻炼，即可自行恢复。

2 中度中毒状态

如果“✓”在4～8个之间，说明你的身体处于中度中毒状态，应注意加强身体排毒，定期体检，关注身体各项功能指标。

3 重度中毒状态

如果“✓”有8个或以上，说明你的身体处于重度中毒状态，最好及时就医，在确定没有器质性病变的前提下，遵从医师指导进行综合的排毒治疗。

注：选项描述均为常见症状。若某一症状较为严重，则可能不属上述测试结果，需到医院做详细检查后再行判断。

快乐出汗，排掉高压

每天从睁眼那一秒起，我们便开始接受种种来自社会、家庭等方面不同程度的压力。有些压力是不可避免的。想要保证高质量的生活和健康的身心，合理减压就显得非常重要。

正确认识“压力”

“压力”是现代人的通病，长时间处于“高压状态”会让人产生惊恐、心慌、脸色苍白、双手发抖等不适感。这种状态还潜藏着一种“暴力因子”，稍有不慎便会让人做出过激行为，甚至酿成无法挽回的悲剧。

但多数时候，诸如此类的不适感和负面状态会因个人自制力、药物控制等因素而暂时消失，这正是“排压”得不到重视及正确对待的根本原因之一。长此以往，积存在体内的压力虽不至造成任何直接危害，却很容易成为身体及心理慢性疾病的致病诱因。

有调查显示，那些乐观向上、兴趣广泛、热爱运动、经常出汗的人对这种“高压”具有极强的免疫能力。当他们遇到压力时，可以很快地从负面情绪中走出，进入积极的“备战”状态，而且这些人对问题的解决能力往往比有“高压”、免疫力弱的人要好很多。因此，重视压力，学会用正确的方法“排压”，对保持身心健康及生活质量有极大的帮助。

当我们处于压力状态，体内的激素分泌水平是正常时的3~5倍，持续超过15分钟，自身的免疫系统和消化系统便开始受到影响。有研究显示，以家庭中夫妻争吵为例，妻子遭到丈夫的责骂后，受到来自家庭方面的压力急剧增加，此时其发生心脏病的风险比静息时高出2倍，肝损伤风险是日常生活时的8倍。

另外，压力会让体内的血清素（一种具有镇静、增加幸福感作用的抑制性神经传导素）迅速减少。血清素水平降低的重要表现之一就是食欲大增，这将导致人们喜欢通过暴饮暴食来释放压力，从而使之成为胃肠疾病、肥胖症的高发人群。

在心理学中，普遍认为女性比男性更善于排解自身的压力，比如用购物、唱歌、哭泣等方式，而男人由于自尊心等原因，更偏向于把压力内化吸收。于是，在不知不觉中积累的压力越来越多，对身体的损伤也变得越来越大。

出汗与减压的关系

当人生气或长时间处于“高压”状态时，体内会分泌一种叫“痛苦激素”的化学物质——肾上腺素。它会让人变得心情低落、无精打采，严重时甚至会引起思维混乱、手脚发抖。

随着对健康认识的不断增加，人们逐渐养成一种或几种减压的习惯方法，比如去健身房运动，或三五好友出去小聚，又或是其他方法。虽然方式不同，但其减压原理却是相同的：帮助身体将产生的肾上腺素水平降低，并制造让人产生积极情绪的“快乐激素”——内啡肽及平复情绪的“抗压剂”——血清素。

你是否曾经有过以下体验：

❁当我们因痛苦而大声哭泣后，烦闷的情绪仿佛会随泪水宣泄而出。

❁哭泣后会感到十分口渴，大量饮水，多次去洗手间。

❁心情不好而去运动，大汗淋漓后似乎会轻松许多。

这些日常生活中的小细节告诉我们，当我们承受压力、体内肾上腺素水平增高时，聪明的身体会通过体液将它们尽可能地排出。所以，无论是哪一种体液的排泄，都可以有效地缓解压力带来的痛苦。

但在很多情况下，我们不能允许自己放任情绪大声哭泣，于是越来越多的人开始依赖身体的排尿反应来缓解压力，并辅助于大量喝水的方法。其实，这并不能够完全排掉体内的“痛苦激素”。尿液的形成、排出周期相对较长，在这个过程当中，部分“痛苦激素”很可能被肾脏、膀胱等再次吸收，造成体内残留。另外，大量饮水会增加肾脏负担，当饮水量超过机体正常排泄能力时，还会引起水中毒症状。

不过，运动排汗的减压法则不同：运动时，汗水从产生到排泄的过程中并没有在体内储存的阶段，其中所含的“痛苦激素”会直接随体液排到体外，而且运动的过程可以帮助我们分散对于敏感事件的注意力，给予精神世界一定的安抚。此外，运动时体内会产生大量的内啡肽及血清素，这两种物质可以帮助我们更快地重获良好情绪。而且运动时身体的血液循环会加快，大脑皮质受到刺激会处于兴奋状态，能更有效地“赶走”坏情绪。

“闭汗”憋出疾病多

生活日新月异，当空调等现代化温控设备进入各家庭，人们越来越习惯于生活在一个相对恒温的环境中。尤其在炎热的夏天，对于那些习惯躲进空调房的“闭汗族”来讲，汗腺已开始逐渐丧失最原始的作用。其实，“闭汗”不仅是极危险的生理疾病，还是当今社会人们的一种普遍心理。

“闭汗心理”隐忧重重

夏季高温，即便没有大运动量，人体的汗液分泌量也会随之增加，可以说是身体排毒的最佳季节。但在一些人看来，夏季则是一个十分难熬的季节。

汗液的黏腻、高温引起的烦躁等不适感让“排毒季节”变成“止汗季节”。吹冷气、喝冷饮……方法无数，为的是强制身体“闭汗”，以减少出汗后带来的不适感。有些人无论何时运动或是劳动，只要身体一出汗便躲到空调房吹冷气，让身体一直处于清凉状态。这种拒绝出汗的心态，便称之为“闭汗心理”。

“闭汗心理”的危害

在夏季，人体新陈代谢旺盛，刻意“闭汗”会使体内多余的热量无法及时排出，反而更容易引起中暑等夏季易患疾病的发生。另外，由于性别、体质等差异，相同状况下，每个人的出汗量并不相同。例如，胖的人比瘦的人更容易出汗，男性比女性更容易出汗，这些都是正常的生理规律。一旦人为改变，长期远离热环境而选择“闭汗”，人体对于高温的耐受能力就会随之下降，汗腺系统也会因为长时间的休息而退化。所以说，放弃出汗无疑是丧失了一条重要的排毒通道，也因此失去一道人体免疫系统的重要防线，从而为很多疾病埋下深深的隐患。

人体汗液的主要成分来自于血液，而人体的血液扮演着体内营养运输与废弃物排泄的重要角色。所以，当人体处于“闭汗”状态时，体内很多排泄物停留在血液中无法排出。如长时间处于“闭汗”状态，则会增加人体肺部、肠道、淋巴等一系列排毒系统的工作负担。而一旦毒素无法及时排出，就很可能成为重大疾病的致病诱因。以重金属铅为例，其长期停留在体内会大大增加癌症的患病风险。“闭汗”的危害可归纳为以下三点：

◎ 升高血压

“闭汗”时，毛细血管扩张受到干扰，血液循环速度减慢，血管壁韧性下降。长此以往，血管变窄、变硬，单位血流量受到限制，无法自行调节血压，因而形成高血压。

◎ 影响皮肤

“闭汗族”的皮肤代谢缓慢，许多代谢物无法及时排出，所以他们的毛孔中会沉积大量的污垢，严重影响皮肤的健康，成为许多皮肤类疾病的重要致病原因。

◎ 肥胖

运动后，体内的脂肪会分解产生热量，后者可通过出汗散失。“闭汗心理”使得很多人习惯在运动后马上为皮肤降温，而毛孔的瞬间收缩会导致热量残存在体内，这是一些肥胖患者减肥无效的根源所在。

“闭汗”原来也是病

闭汗症，又名汗缺乏、缺汗症、无汗症，发病的原因有药物副作用、皮肤损伤、先天性汗腺缺乏、神经系统损害等，症状是皮肤表面少汗或完全无汗，可分为先天性和后天性两大类。先天性闭汗症极为罕见且目前并无有效的治愈方式，后天性闭汗症又分为局部性和全身性两类。

全身性闭汗症

全身皮肤四季无汗，或排汗总量为正常人的50%以下。

◎ 表现

夏季烦热难耐，冬季肌肤干裂粗糙。工作时易疲劳，头昏脑涨，四肢无力，甚至出现发热、头痛、喉咙痛、关节痛等。

◎ 危害

夏季温度较高，全身性闭汗症患者容易产生热抽搐、虚脱、中暑等，还可能诱发心血管栓子形成，诱发中风等心脑血管疾病。

局部性闭汗症

皮肤局部汗液减少或消失，形成局部性闭汗症。

◎ 表现

局部性闭汗症出现皮肤萎缩及皮肤发生肥厚角质类疾病，其分布区域可呈带状、线状或与经络循行区域近似。

◎ 危害

局部性闭汗症会导致多种皮肤病，如线状皮炎、线状苔藓、线状扁平苔藓、局限性硬皮病等，并对局部神经有极大的损伤。

闭汗症可以独立存在，也可以是多种疾病病变过程的表现之一。除闭汗症外，引起短期“闭汗”的原因还有以下几种：

- **抗生素、抗精神病药物的副作用。**
- **控制汗腺的局部神经系统因碰撞造成短期损伤。**
- **皮肤局部损伤引起汗腺阻塞、萎缩或退化。**
- **严重脱水。**

由此可见，除主观的“闭汗心理”之外，身体“闭汗”的原因还有很多。所以，当发现身体出现“闭汗”症状时，应及时就医，在医师的指导下进行安全且有效的治疗，切忌盲目自诊自疗。

健康出汗

止汗剂的正确使用

多数止汗剂的主要成分是氯化铝或氢氧化铝，其通过对汗腺的刺激，暂时封闭汗腺的导管，使产生汗液的汗腺导管在一定时间内堵塞、分泌汗液的细胞萎缩，从而达到减少汗液分泌的目的。

在生产过程中，厂商会在止汗剂中添加各种香料成分以吸引顾客，质量较好的止汗剂中可能还会添加药物，具有一定杀菌消炎的功效。从现代医学的角度来说，止汗剂的止汗原理是科学的，但从生理学角度来讲，其通过化学物质对人体汗腺制造刺激止汗是影响健康的。

尤其是在高温的夏季，长期使用止汗剂会影响体内毒素的排泄，极易造成毛孔堵塞。一旦引起新陈代谢紊乱，无形中就会增加肝脏、肾脏的负担。其对男性的损伤更大，不但影响肌肉发育，而且对前列腺有一定的负面干扰。

注意事项

（1）购买时要选择适合自己肤质的止汗剂，以防皮肤过敏。使用前可先在手背上试用，确定无过敏反应或刺激性感觉后再使用。

（2）正确选择使用位置。使用时应选择汗味相对较重的部位，切忌把止汗剂使用于全身，否则会引起体温失衡。

（3）切忌在皮肤的创伤处或有其他过敏现象发生的部位使用，以防其中的化学成分渗入而对其造成二次伤害。

（4）使用时一定要注意皮肤的清洁，否则极易造成汗斑等症状，甚至引发毛囊炎等皮肤疾病。尤其在运动后大量出汗时，应先把体表汗液擦干再使用。

健康出汗要“排”也要“补”

中医养生学中有这样一句谚语：“汗要出透，水要喝够。”简单的八个字，道出了排汗养生的真谛。排汗为身体带走代谢产物与有毒物质，但同时也一并带走水分、矿物质等身体必需的营养物质。所以，只排不补的出汗方法无疑会对身体造成极大的损伤。

排汗究竟带走了什么

汗液中98%左右的成分为水，其比重在1.002~1.003之间，pH在4.2~7.5之间，剩下的2%为脂肪和钠、钾、钙、硫、铁等元素及尿素、尿酸等代谢产物。

汗液的液态形式及咸涩的味道使人们常常只关注汗液中水及矿物质的重要性。然而排汗时，伴随着机体大量的水、矿物质的流失，元素的损失也是不可忽视的。

正常气候条件下，每升汗液中钠离子含量为58.4毫克、钾离子含量为10毫克、氯离子含量为45.4毫克。这些元素在体内的含量会随出汗的时间增加而逐渐降低，如不及时补充，会对人体造成一定损害，如视觉、听觉神经会受到影响，身体免疫力下降等。

很多人出汗后只注意补水，却忽略了对元素的补充。

补回失去的元素

虽然出汗是正常的生理调节，但大量出汗后如不及时补充水分，将会导致生理性脱水，直接危及健康。轻度脱水者，表现为口渴、疲劳，同时尿量减少；严重脱水者，高热不退，精神恍惚，甚至危及生命。

补水看似简单，其实也暗藏一定的学问，最基本的原则便是注重“适”和“量”。

很多人在补水时并没有掌握科学的方法，即使大量喝水也无法及时补充所需的水分。例如，许多人感觉口渴时才喝水，此时身体内部已经严重缺水，各器官处于极限运行状态，这时喝水无法快速吸收，根本不能产生“解渴”的作用。

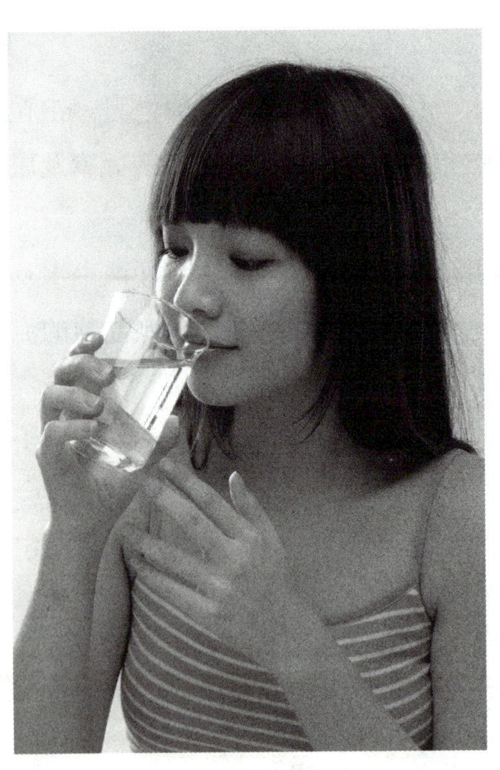

在夏季，要采用科学的方法进行补水，例如每天饮水总量应达到1000毫升，尽量做到定时饮水，不要等到口渴时才饮水。只有建立起良好的饮水习惯，才能保证身体不缺水分。

排汗后补水五大原则

- 不宜在餐前大量补水，否则冲淡胃液会影响到食物的消化吸收。
- 不宜在运动中补水，这会大大增加心脏的负担。
- 不宜用冰水补水，因为冰水会造成人体肠道内血管收缩，降低血液对水的吸收。
- 不宜长期饮用蒸馏水，否则极易引起神经、泌尿和造血系统的病变，并造成早衰。
- 不宜饮用过夜的开水，其中含氮的有机物会被分解成亚硝酸盐，而后者与体内血红蛋白结合的能力很强，会妨碍血液正常的携氧功能。

营养物质

汗液在排除体内毒素的同时一并带走的物质高达数十种之多，而它们对身体的正常运转有非常重要的作用。当人体大量出汗后，对各种营养物质的补充便很重要。

◎ 钠

排汗是人体内氯化钠流失的主要方式之一，当人体的钠含量不足时，早期主要表现为倦怠、淡漠，甚至起立时晕倒。当失钠达0.5克／千克体重时，便会出现恶心、血压下降、痉挛等症状。

人体获取氯化钠的主要方法是通过每天食物的摄取。正常情况下，成年人以每天摄入6克为宜。当人体汗液排放量较大时，体内的氯化钠会大量流失。以夏季为例，运动量、工作量较大的人出汗多，所以需适当摄入氯化钠含量较高的食物，或定期补充一些淡盐水，弥补体内氯化钠的缺失。

但需要注意的是，氯化钠的补充要严格控量、适可而止，否则盲目摄入、过量服用会加重心脏、肾脏的负担。在大量消耗期，每日摄入量可增至10克。

◎钾

钾是汗液中含量相对较高的元素，主要储存于细胞之中，对维持身体酸碱度、渗透压、细胞的新陈代谢、肌肉的敏感度都有非常重要的作用。当人体钾元素缺乏时，会引起全身疲乏、心跳减弱，严重时还会导致呼吸肌麻痹甚至致死。另外，体内长期钾含量过低会使胃肠蠕动减慢，导致肠麻痹，加重厌食，出现恶心、腹胀等症状。

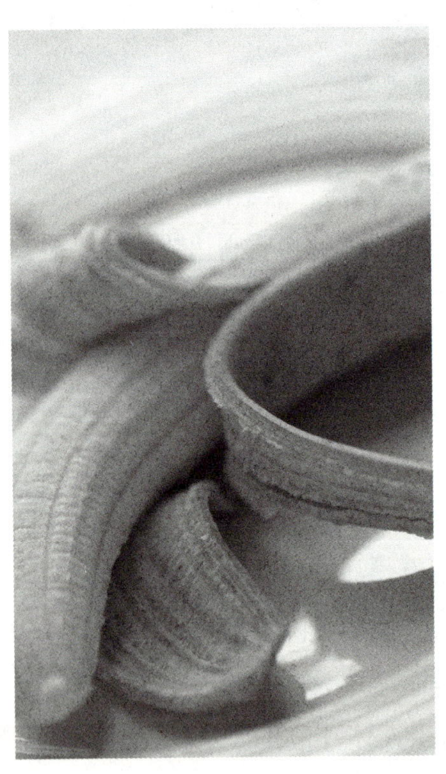

根据科学研究，人体在排汗后血钾会大大降低，而最健康的补充方法便是针对性地使用富钾食物，如豆类蔬菜和水果。其中又以豆类中的黄豆、叶菜中的菠菜、水果中的香蕉和橘子含钾量最高。

◎钙

每1000毫升汗液中含钙1毫克，按照此比例，平常我们每日从汗液中流失的钙只有15毫克左右，并不能称之为真正意义上的钙流失。但到了多汗的夏季或身处高温环境中时，汗液就会变成人体钙流失的主要“介质”。平均每小时通过汗液流失的钙可高达100毫克以上，基本上占据人体钙排放量的30%。而钙的大量流失会直接导致低钙血症，其表现为手足抽筋等。如长期缺钙，成人易患软骨病、骨折，及经常性的腰、背、腿部疼痛，对儿童来说危害更大。

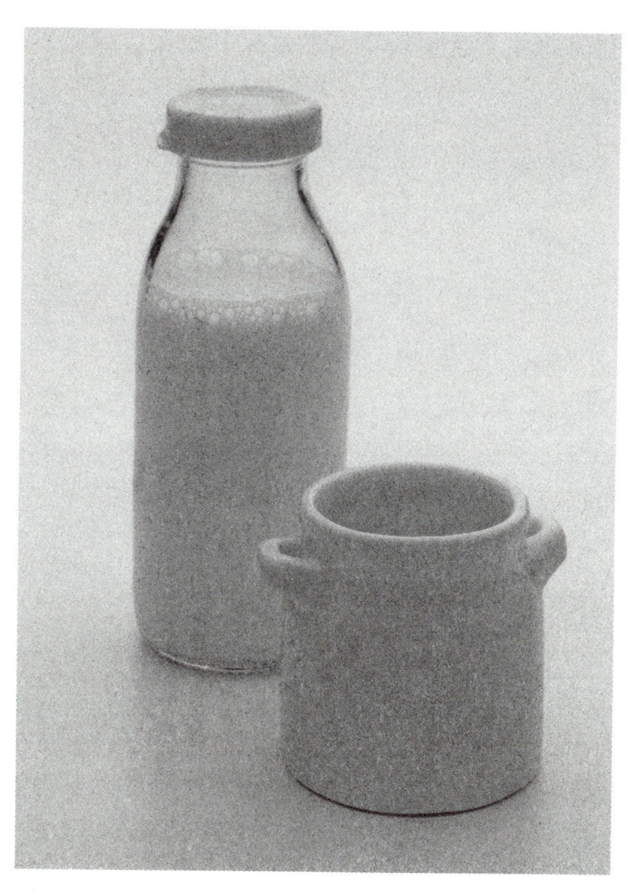

若想有效防止出汗后钙的流失，可在出汗量大时加强补充钙，食用含钙量高的乳制品、绿叶蔬菜、海产品等，补钙的同时还应重视人体对钙的吸收，多吃

促进钙质吸收的食物（含维生素D），如鱼肝油、动物肝脏等。

维生素

夏季身体排汗多时，会增加水溶性维生素尤其是维生素C的排出，极易引起体内维生素C的缺失。长期缺乏维生素C会导致人体易疲劳、免疫力下降、身体解毒机能和修复机能下降、血管壁硬化等。因此，夏季人体对于维生素的需求量明显高于其他季节，应多摄入维生素含量较丰富的水果和蔬菜。

健康出汗自我测试

我们生活中或多或少地存在不健康的生活习惯，它们是诱发各种疾病的原因之一。也许短期内一种或几种不良生活习惯并不会引起明显的疾病，但是身体的免疫力会在这个过程中不断下降。如一味地放任不理，终将会对身体造成无法挽回的伤害。

不良生活习惯测试表

- □冬季洗冷水澡
- □清晨起床喝热开水
- □饮用生水
- □长期饮用咖啡或浓茶
- □酗酒
- □运动时没有穿运动服的习惯
- □面膜敷在脸上睡觉
- □泡澡时间过长
- □夏季长期吹空调
- □为了美观刮剃腋毛
- □长期使用大量化妆品
- □因减肥而拒绝喝水
- □饮用存放超过3天的白开水
- □开空调睡觉
- □天气热时用凉水洗手、洗脚来降温
- □湿着头发睡觉
- □经常待在室内，户外活动少
- □每天饮水量不足1升
- □口渴后才饮水
- □洗脸次数过于频繁（每天超过4次）
- □摄入水果、蔬菜较少，以肉食为主
- □出汗后不及时擦掉
- □喝反复烧开的水

- □ 运动后不及时更换衣物
- □ 运动后用冷水洗澡或洗脸
- □ 开着电热毯睡觉
- □ 性生活后马上饮用冷水或冰水
- □ 房间内不经常通风
- □ 因讨厌出汗而减少饮水

测试结果

测试后，你有几项符合呢？这个测验很简单，目的是帮助你了解自己究竟有多少不良生活习惯，它们往往是许多疾病的元凶。

√符合6项或以下

你的不良生活习惯较少，对身体的威胁很小。也许你平时并没有特别地意识到这些习惯，但却在不知不觉中保护着自身的健康。恭喜你已经掌握排汗养生的基础。

√符合7~10项

你的不良生活习惯略多，还没有达到非常利于排汗养生的身体状况。虽然有些遗憾，但作为现代人，你的不良生活习惯还是相对较少的。为让身体更加健康，现在就要开始着手改掉一些不良生活习惯！

√符合11~18项

大多数现代人都处于此种生活状态下，如长期保持这些不良生活习惯，体检的结果应该也是不容乐观。虽不至于危及生命，但却会埋下诸多健康隐患；甚至极有可能，你现在就在承受着几种慢性病的折磨。为了健康，请从此刻开始，每天改掉一个不良生活习惯吧！

√符合18项以上

你的身体状况让人很担忧，你是不是把过多的精力放在工作和家庭上而忽略了自己的健康？如果是这样，从现在开始，你必须警惕这些不良生活习惯，因为只有健康才是家庭幸福、工作有效率的最大保障。赶快改掉这些坏习惯，积极投入健康的生活中吧！

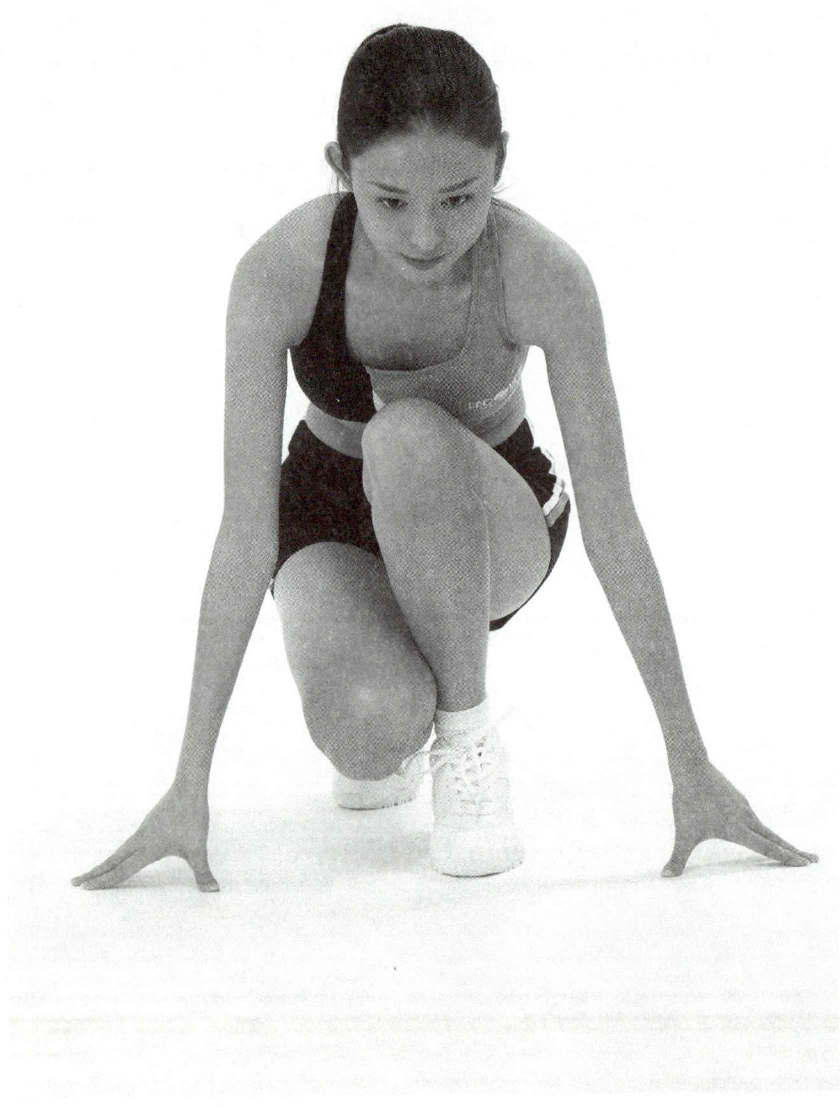

第二章

你不能不知的危险“汗信号”

如果身体不出汗，或不自主地出汗，都会影响全身机体代谢，造成排毒功能失常。

因此，身体正常的排汗功能，不仅是身体机能正常运转的一个表现，还是我们保证未来健康的一种有效途径。

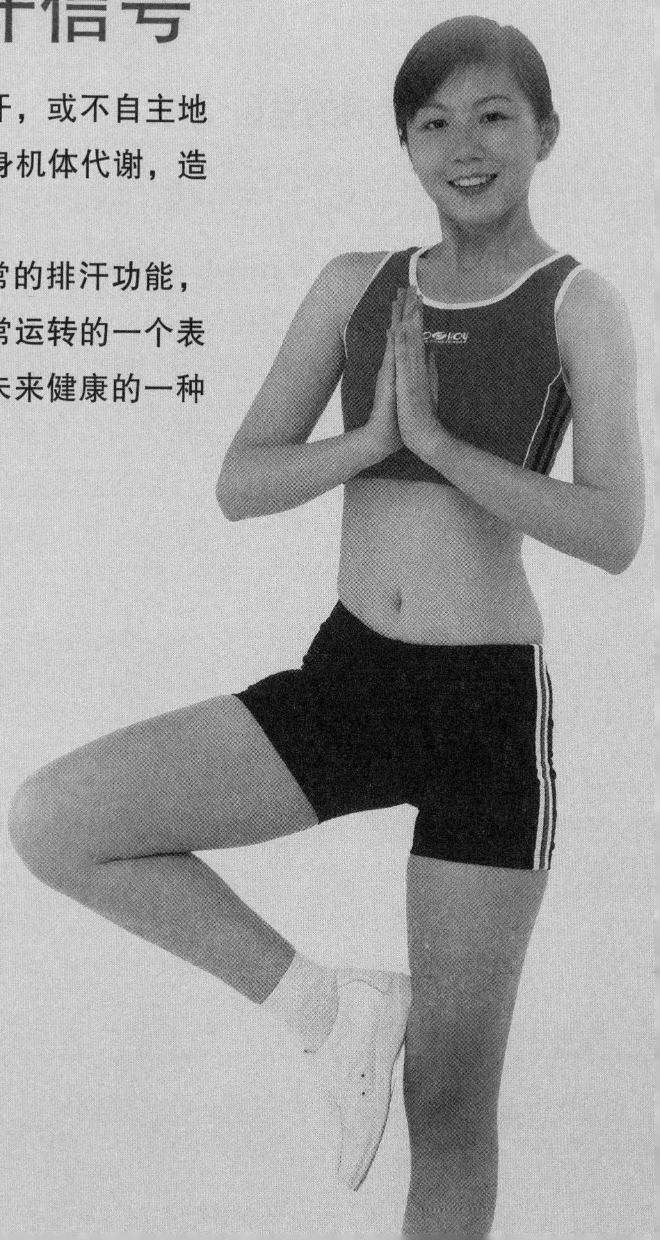

警惕自汗，疾病早知道

身体的各种异常出汗往往预示着某种疾病的存在。身体如果会自行冒汗，则是一种警报，提醒你身体出了问题。

自汗，疾病的危险信号

日常生活中，许多人有过这样的经历：清醒时，在没有大量运动、温度适宜、穿着合适的前提下，仍然会出汗不止。这种自发性出汗现象，便叫做自汗。

从中医的角度来说，自汗的原因主要为体虚。自汗也是一些疾病的重要症状。在生活中多留意自身排汗状况，及时发现自汗症状，有助于我们及时进行身体的修复和疾病的治疗。

体虚型自汗自诊表

自汗原因	症状
气虚	自汗，感受风邪、剧烈运动或劳累过度后症状加重；身体疲乏；少气懒言；脸色无光泽；舌色浅淡，苔薄白；脉弱无力
阳虚	自汗，汗出清冷；畏寒；乏力；抵抗力弱，容易感冒。多见于久病或吐泻后
气阴大伤	自汗，汗液如油；气喘；体温骤降，四肢冰冷；双目无神；脉微细。症状多见于外感温热病后期
血虚	自汗，动则症状加重；易受风邪；气短；乏力；懒言；脉弱无力。多见于产后妇女或大出血患者
气阴两虚	久咳不愈，咳甚时气喘自汗，脉微细。多见于肺功能较弱者
气虚湿郁	自汗；腹胀，餐后症状加重；胸闷。多见于气虚者

应对建议：

自诊为体虚型自汗后可先就医，进一步确认自汗原因，并在医师的指导下进行调养。尽量以食疗补养身体，避免使用药物，以防身体受到药物副作用的损害。

病理型自汗自诊表

自汗病因	症状
低血糖	脸色苍白；冷汗；手足震颤
甲状腺功能亢进	怕热；多汗；有精神紧张、性格改变、烦躁不安、注意力不能集中、难以入睡等症状；食欲增加，吃得多，人反而消瘦
嗜铬细胞瘤	淋漓多汗，出汗具有阵发性，有时也可以持续性出汗，但阵发性发作时，脸部潮红或变白可同时发生，还会出现心慌、手抖、四肢发凉等。本病发作时，常伴有明显的血压升高及因此而引起的头痛症状

应对建议：

自诊为病理型自汗后应及时就医，遵从医嘱进行治疗，使病情尽早得到有效的控制。另外，根据不同疾病的饮食要求，平时配以相应的食疗方法，效果将更好。

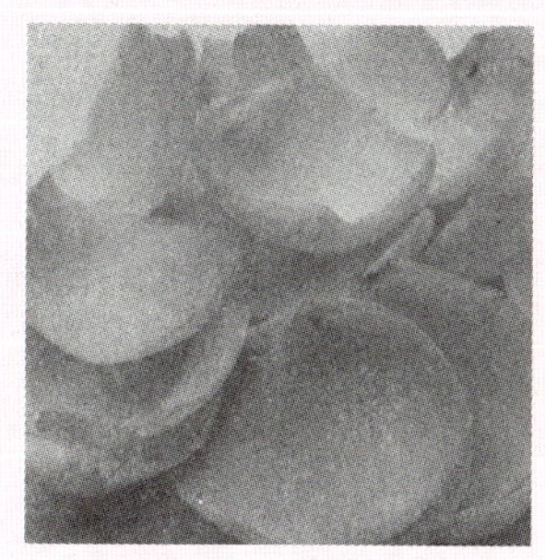

百合香粥

【材料】薏苡仁50克、百合20克、蜂蜜适量

【做法】1. 将薏苡仁和百合洗净后，用温水浸泡20分钟。

2. 薏苡仁放入锅中，加适量清水，用大火煮开。

3. 转小火，加百合同煮，至汤稠成粥。

4. 温凉后加入蜂蜜，调匀即可。

【功效】清热解毒，润肺止汗。

黄芪甜粥

【材料】白米50克、黄芪20克、冰糖适量

【做法】1. 将黄芪洗净后入锅，加适量清水煎煮成汁。

2. 在黄芪汁中加入洗好的白米，煮成粥。

3. 起锅前加适量冰糖调味即可。

【功效】补气升阳，固表止汗。

枇杷粽

【材料】长粒糯米250克、新鲜枇杷叶若干

【做法】1. 将糯米淘洗干净，用清水浸泡10小时备用。

2. 新鲜枇杷叶洗净去毛，包入糯米。

3. 用蒸锅蒸熟即可食用。

【功效】补中益气，暖脾和胃，固表止汗。

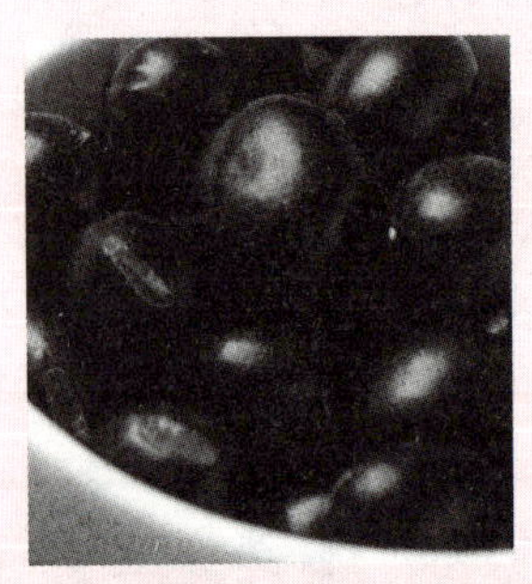

黑豆汤

【材料】黑豆50克、豆皮50克、盐适量

【做法】1. 黑豆洗净后，用清水浸泡3小时备用。

2. 将黑豆加适量水煮汤，软熟后加入豆皮再煮一会儿。

3. 起锅前加入适量盐调味即可。

【功效】滋养补虚，益气止汗。

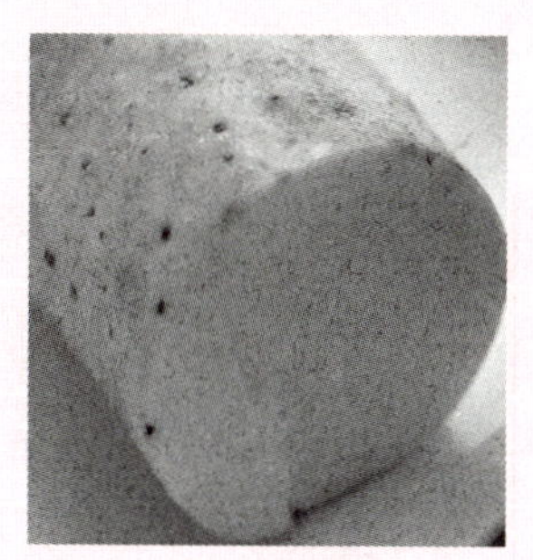

浮麦山药汤

【材料】浮小麦15克、山药15克、冰糖适量

【做法】1. 山药洗净、去皮，切小块。

2. 将山药块和浮小麦入锅，加适量清水同煮。

3. 起锅前加适量冰糖调味即可。

【备注】浮小麦就是将小麦用水淘之，浮起者为浮小麦。捞出晒干，即可。

【功效】补脾益胃，敛汗强阴。

清热泻火，生津止汗

Step 1 清心经

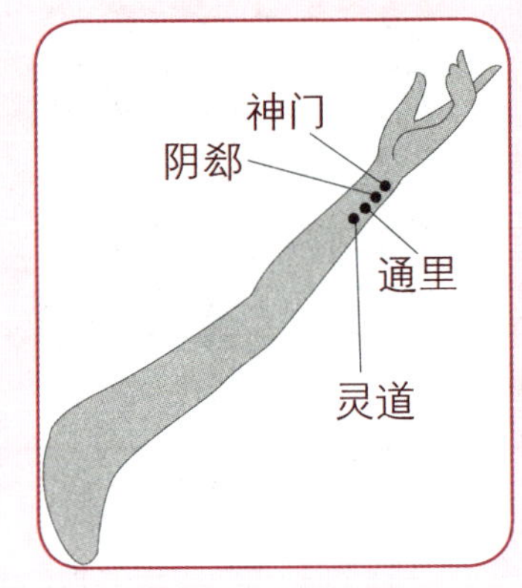

【取位】手少阴心经循行于双手小指尖至腋窝之间。此处手少阴心经特指灵道、通里、阴郄、神门四穴。

【按摩方法】由手肘方向向指尖方向推揉，单回200次，反方向再按摩200次。

Step 2 泻鱼际

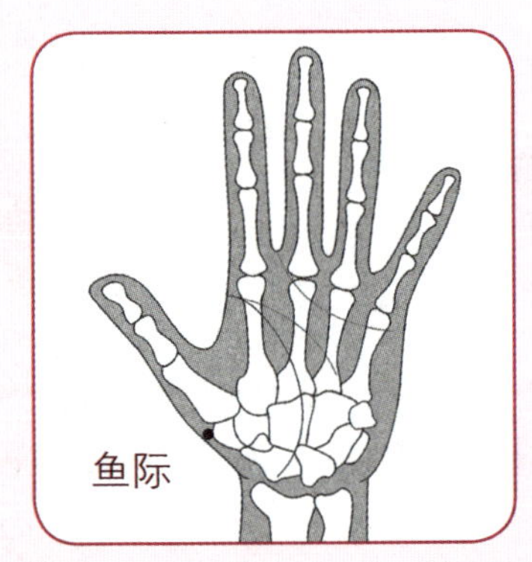

【取位】鱼际穴位于双手手掌大鱼际（人的手掌正面拇指根部，下至掌根，伸开手掌时明显突起的椭圆部位）处。

【按摩方法】由腕横纹向拇指指根方向推揉，单回50次，反方向再按摩50次。

Step 3 通六腑（小儿）

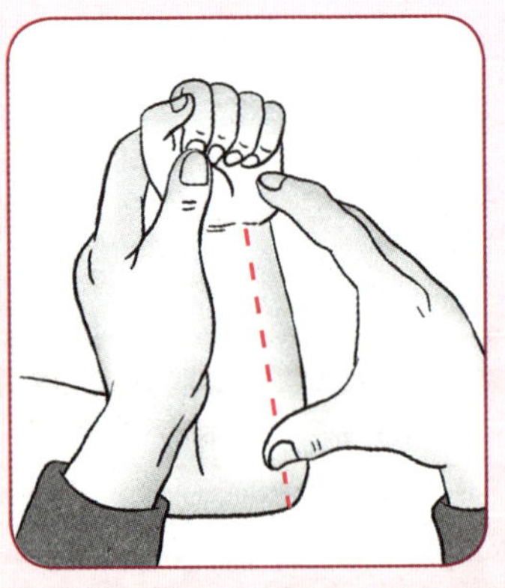

【取位】六腑位于双前臂尺侧，自肘关节至腕横纹呈一直线。

【按摩方法】由肘横纹向腕横纹方向推揉，单回200次，反方向再按摩200次。

固表敛汗

Step 1 清肺经（小儿）

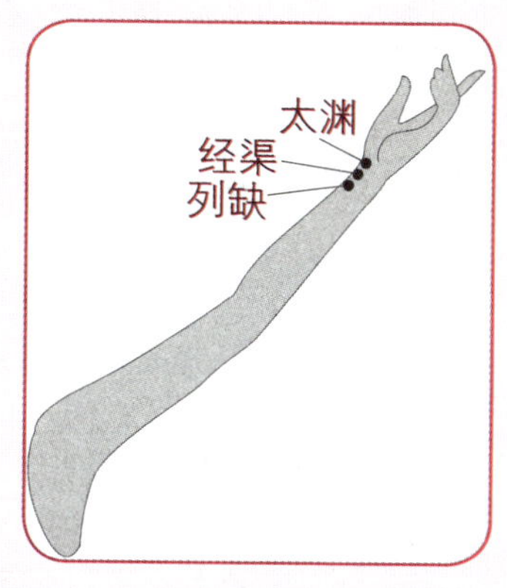

【取位】手太阴肺经位于双手拇指至同侧肩胛处。此处特指列缺、经渠、太渊三穴。

【按摩方法】向指尖方向推揉，单回200次，反方向再按摩200次。

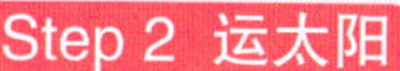

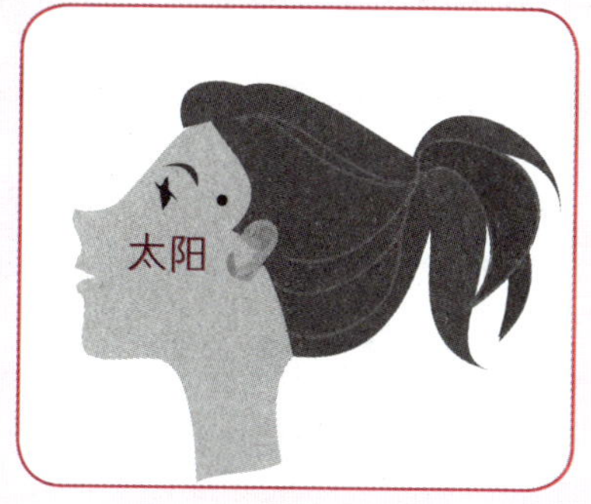

【取位】太阳穴位于两侧眉梢与眼外角中间，向后约一寸同身寸凹陷处。

【按摩方法】用双手拇指或中指指端按揉，单回50次。

Step 3 擦风池

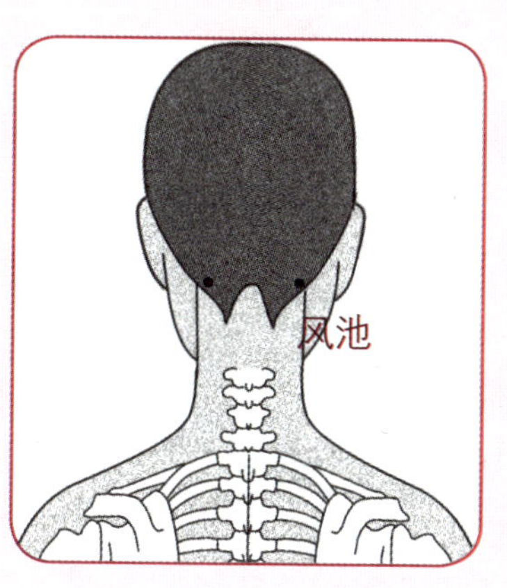

【取位】风池穴位于后发际下大筋外侧的凹陷处。

【按摩方法】双手分别擦揉两侧穴位，单回50次。

玉屏风散

【材料】防风50克、黄芪100克、白术100克

【功效】益气固表。

【主治】汗出风邪、易于感冒、疲劳乏力、面色无光，舌淡、苔薄白，脉弱，被称为中药免疫调节剂。

【加减】出汗多者，加浮小麦、糯稻根、牡蛎；气虚甚者，加党参、黄精；舌色红、脉细数者，加麦冬、五味子。

【备注】糯稻是稻的黏性变种，在籼稻和粳稻品种中都有糯稻变种，糯稻脱壳即为糯米。

桂枝汤

【材料】桂枝（去皮）150克、芍药150克、生姜150克、大枣3颗、甘草100克

【功效】调和营卫。

【主治】汗出风邪、肢体酸痛、头痛、时寒时热，或半身局部出汗，苔薄白，脉浮缓。

【加减】出汗多者，酌加牡蛎、龙骨。

防己黄芪汤

【材料】防己12克、黄芪15克、甘草6克、炒白术9克

【功效】祛湿解表。

【主治】汗出风邪、发热、身重酸楚、小便不利，苔薄腻，脉浮缓。

【加减】恶心欲呕，加藿香、佩兰、苏叶；身重体痛，加羌活、防风、白芷。

三仁汤

【材料】杏仁9克、白蔻仁9克、生薏苡仁18克、滑石18克、白通草6克、竹叶6克、厚朴9克、半夏12克

【功效】清热化湿。

【主治】头部蒸汗出、口腻作渴、身热不扬、身体困重，舌色红、苔黄腻，脉濡或滑数。

【加减】腹胀、腹泻，加苍术、大腹皮；身痛困重，加防己、大豆黄卷。

自汗者日常注意事项

（1）自汗者体虚，平时需注意劳逸结合。尤其治疗期间，切忌劳累过度。

（2）自汗者应在医师的监督下，制订一个安全、合理的运动计划，并切实实行，努力增强体质。

（3）自汗者日常饮食中，应适量加入山药、扁豆、桂圆等温补类食物。

（4）自汗者平时应尽量避免食用生冷食物，少吃凉拌的菜肴。

（5）自汗者平时应尽量节制房事，以保养身体为首要考虑。

（6）自汗者平时出汗量较大，应多饮水，以保证体内正常的液体量。

（7）自汗者体质较弱，应及时换下被汗沾湿的衣物，避免吹风受凉。

女性产后自汗的护理

女性产后2~3天内出现多汗症状，属于正常。这种现象会随着身体的恢复日渐减少，直至消失。但若长期不止，动则加剧，并伴有遇风觉得寒冷、脸色苍白、呼吸微弱短促、言语无力、倦怠乏力、舌色浅淡、脉搏虚弱等症状者，称为产后自汗。

产后自汗原因

女性产后自汗多因生产时或生产后失血较多，而气随血耗，致使阳气不足，肌肉不坚实。

常用疗方

圣愈汤：生地黄0.9克、熟地黄0.9克、川芎0.9克、人参0.9克、当归1.5克、黄芪1.5克。

饮食控制

宜：黑豆、番茄、菠菜、山药、百合、银耳、鸡蛋。

禁：辣椒、葱、姜、香烟、酒等刺激辛辣之物。

夜间盗汗需谨慎

盗汗，是指夜间睡后出汗异常，而醒后这种出汗状况即停止的症状。其中的“盗”，有“偷”之意，古代医家用它来形容该病症出现在人们入睡或将入睡无意识之时。

盗汗与自汗相似，且极易同时出现在某一时期。这是因为若为病理性盗汗，其患病原因与期间伴随的自汗原因相同。所以，如果发觉自己有自汗、盗汗双重症状，应马上就医，确诊病因。

如果只有盗汗单一症状，并就医排除了器质性病变，则可以对照下表查看自诊盗汗类型。

非病理性盗汗无论程度轻重，一般为气血不足、阴虚火旺所致。对于这类盗汗，以日常调理为主要应对方式。

盗汗类型	症状
轻型盗汗	在睡醒前1～2小时易出汗，汗量较少 醒后觉得全身或身体某些部位稍有汗湿，醒后汗止
中型盗汗	入睡后不久即开始出汗，汗量较多，醒后睡衣湿透，醒后汗止，再入睡也不再出汗 常伴有烘热感，醒后有时出现口干咽燥
重型盗汗	入睡后不久或将入睡时大量出汗 汗量大，汗液常带有咸味或汗臭 醒后可见被褥浸湿，甚至需一夜替换数次睡衣 汗出后即可惊醒，醒后出汗即止，再入睡后会再次大量出汗，醒后口干舌燥 常伴有潮热、心烦、颧红、头晕、消瘦、疲乏不堪、尿色深、尿量少、大便干燥

糯米大枣粥

【材料】 小麦仁60克、白米30克、大枣15颗、冰糖适量

【做法】 1. 将小麦仁、白米、大枣清洗干净。

2. 粥锅加适量清水煮沸，加入小麦仁和白米，用大火煮沸。

3. 大枣和冰糖入锅，转小火煮至粥软烂即可。

【功效】 补中益气，止泻敛汗。

人参茯苓粥

【材料】 人参10克、白茯苓20克、生姜10克、白米100克、盐适量

【做法】 1. 人参、白茯苓、生姜洗净后加适量清水煎熬成汁，去渣备用。

2. 白米洗净后，倒入熬好的药液中，用小火煮粥。

3. 粥至软烂，熄火加适量盐调味即成。

【功效】 大补元气。

黑豆杂拌粥

【材料】 黑豆50克、浮小麦30克、莲子15克、红枣10颗、冰糖30克

【做法】 1. 黑豆、浮小麦分别清洗干净后入锅加适量清水同煮。

2. 大火煮沸后，转小火煮至黑豆熟烂。

3. 将莲子、红枣加入粥中同煮。

4. 粥熟后熄火，加适量冰糖即可。

【功效】 补肾益阴，润燥止汗。

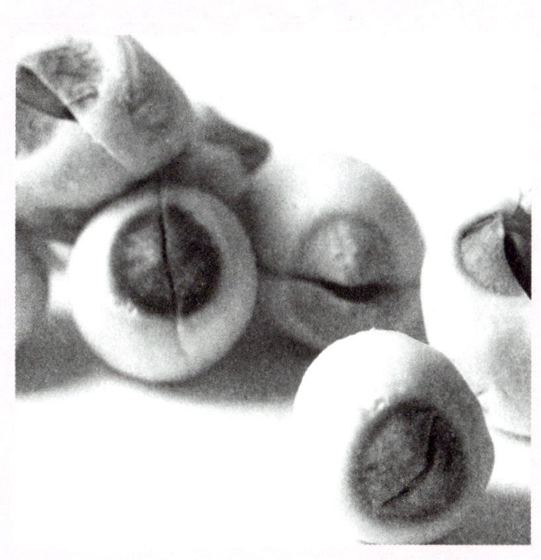

银耳红枣饮

【材料】银耳30克、红枣20克、冰糖适量

【做法】1. 银耳用温水泡发后清洗干净，去掉蒂头，撕成小块。

2. 红枣洗净后撕碎备用。

3. 锅内加适量清水煮沸，放入红枣碎片，煮至出香味。

4. 转小火，放入银耳，煮至软烂，放入冰糖即可出锅。

【功效】滋阴润肺，补血止汗。

黄芪蜜饮

【材料】黄芪30克、糯稻根30克、麻黄根15克、蜂蜜30克

【做法】1. 将黄芪、糯稻根、麻黄根清洗干净后，加三碗水煮至一碗。

2. 用干净纱布滤去药渣，盛出药液，放至温热。

3. 加入蜂蜜调味即成。

【功效】滋阴润肺，补血止汗。

小麦止汗饮

【材料】 浮小麦50克、五味子10克、冰糖适量

【做法】 1. 将浮小麦和五味子洗净后用清水浸泡半日。

2. 再加入适量清水同煮，至水煮至原有的1/5。

3. 加适量冰糖调味即成。

【功效】 养阴固表，益气止汗。

乌梅大枣汤

【材料】 乌梅10克、生黄芪20克、红枣10克、冰糖适量

【做法】 1. 黄芪洗净后用清水浸泡半日备用。

2. 将乌梅、生黄芪、红枣入锅，加适量清水同煮。

3. 待水煮至原有的1/3，加适量冰糖调味即成。

【功效】 益气固表，润肺敛汗。

养阴清热法

Step 1 揉二马（小儿）

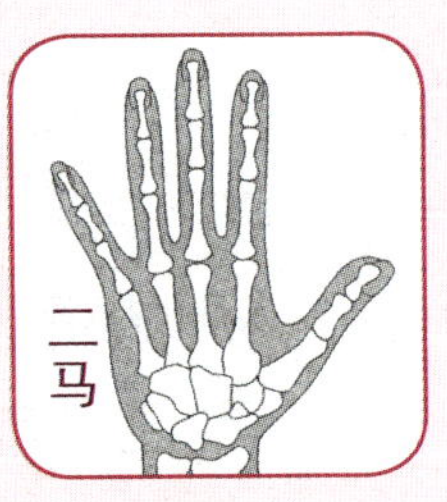

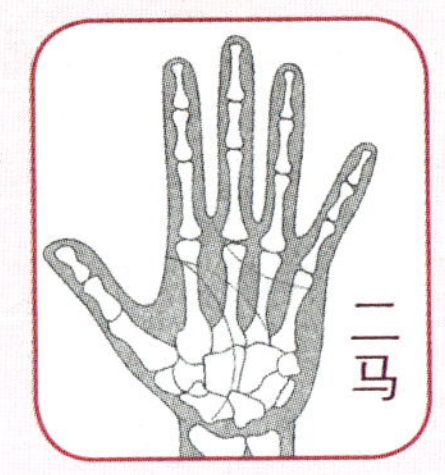

【取位】二马穴又名二人上马，位于双手背无名指及小指掌指关节后凹陷处。

【按摩方法】双手交替按揉，单回200次，反方向按摩200次。

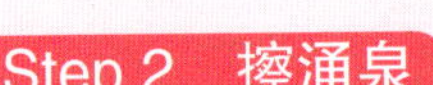

Step 2 擦涌泉

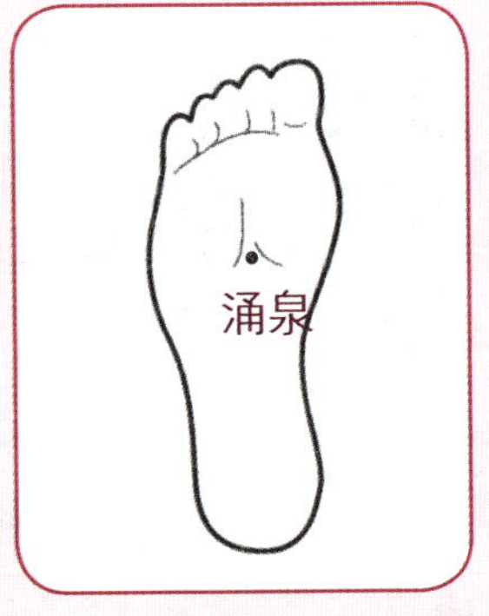

【取位】涌泉穴位于足掌心第二、第三趾趾缝纹头端与足跟连线的前1/3处。

【按摩方法】用双手拇指螺纹面推擦，单回100次。

Step 3 运劳宫

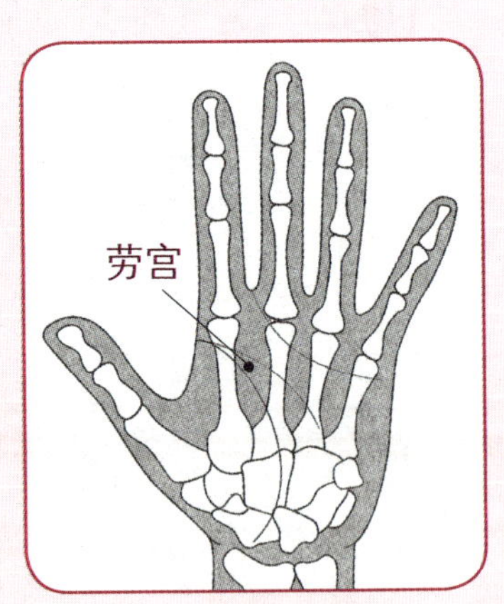

【取位】劳宫穴位于双手手掌心中，屈指时中指尖正对处。

【按摩方法】双手交替按揉，单回20次，反方向按摩20次。

五砂散

【材料】五倍子20克、辰砂4克

【做法】共研细末，用时取药散1～2克，用温水调成糊状，睡前敷于肚脐，外以纱布覆盖，胶布固定，翌日晨起时取下。

【功效】用于治疗各种类型的盗汗。

当归六黄汤

【材料】当归6克、生地黄6克、熟地黄6克、黄芩6克、黄檗6克、黄连6克、黄芪12克

【做法】清洗后共同煎煮成药液服用。

【功效】滋阴泻火，固表止汗。本方养阴泻火之力颇强，胃虚弱、纳减腹泻者不宜使用。

盗汗者日常注意事项

（1）盗汗者日常应养成规律的生活习惯，注意劳逸结合，切勿使症状加重。

（2）运动健身是增强身体素质的不二法门，对于体质较弱的盗汗者来说，应有计划地加强锻炼，提高自身免疫力。

（3）在条件允许时，阴虚血热的盗汗者可适当控制一下居住环境的温度与湿度，以稍偏凉、舒适为宜。

（4）患者的被褥、睡衣等易被汗湿的贴身物品，应经常拆洗、晾晒，以保持干燥。否则潮湿温热的睡眠环境很容易引起各种皮肤疾病，且严重影响睡眠质量。

（5）盗汗者应勤洗澡，增强个人卫生观念，以避免汗液对皮肤的伤害。

（6）非病理性盗汗者盗汗症状若长期无好转，应尽早就医，在医师指导下进行治疗，避免引起器质性病变。

什么是儿童盗汗

盗汗即夜间睡觉时出汗，醒来即汗止的一种症状，分为生理性盗汗和病理性盗汗两种情况。此种症状原因各有不同，如果发现孩子盗汗，切勿盲目服药，必要情况下应就医确诊，以免引起不良后果。

儿童生理性盗汗

儿童皮肤幼嫩，含水分较多，加之其毛细血管丰富，新陈代谢旺盛，神经的调节功能又尚未健全，所以睡觉时略有翻身等活动便很容易出汗。

其次，儿童睡前活动较多，体内脏器代谢仍处于活跃状态，睡眠时皮肤血管扩张没有恢复，汗腺持续分泌汗液，能更好地散热，也属于正常的生理性盗汗。

另外，睡前进食会增加胃肠蠕动，胃液分泌增多的同时，汗腺分泌也会随之增加，这会造成儿童入睡后出汗较多。此状况一般出现在入睡最初的2小时。

最后，室内温度过高或被褥过厚，也可能引起儿童夜间睡眠时出汗。

儿童病理性盗汗

排除正常的生理性盗汗的可能后，儿童入睡后出汗以上半夜为主的，则多为血钙偏低，低钙容易使交感神经兴奋性增强。因此，汗腺大量分泌汗液，产生夜间盗汗。此种状况下，家长应首先带孩子就医，确定是否患有佝偻病，然后在医师的指导下，帮孩子进行有计划的补钙。

正确治疗局部出汗

身体某个部位大量出汗的症状许多人都会遇到，这到底算不算是一种病呢?

当遇到紧急情况、受到惊吓或工作压力增加时，我们常会出现局部出汗的状况。出汗部位因人而异，有的人急出“一头汗”，有的人吓得“一手汗”，有的人忙得“一胸口汗”，还有的人回家后发现“一鞋汗”。这些正常应激反应下的出汗都属于正常情况，不必过分担心，只需在面对问题时冷静对待，就可以避免这种情况。但是，如果局部出汗并非一时情绪所致，且长期有此症状，则预示着身体可能出现了某些问题。

额头出汗

额头出汗多为病后或体弱导致的阳虚，一般还伴有脸色苍白、气短畏寒、神疲乏力、苔白脉弱等症状，治疗时应以温阳益气敛汗为主。

常用药材

◎ 人参

人参为五加科多年生草本植物人参的干燥根茎，味甘、微苦，性微温，入肺、脾两经，含有29种三萜苷类成分及16种以上的氨基酸。

功效：大补元气、益气生津、补脾宁神、定志益智。《本经》称之“补五脏，安精神，定魂魄，止惊悸，除邪气，明目，开心，益智”。

主治：劳伤虚损、大便滑泄、虚咳喘促、自汗暴脱、惊悸健忘。

◎黄芪

黄芪为豆科多年生草本植物黄芪的根，味甘，性微温，入脾、肺两经，含有活性较强的三萜皂苷、黄酮类、多糖类等。

功效：补气升阳、固表止汗、利尿消肿、拔毒排脓。《大明本草》称其能“助气，壮筋骨，长肉，补血”。

主治：气虚乏力、久泻脱肛、便血血崩、表虚自汗、化脓性疾病、久溃不敛。

◎白术

白术为菊科多年生草本植物白术的干燥根茎，味甘、苦，性温，入脾、胃两经。白术中含有丰富的蛋白质、碳水化合物、维生素及锌、磷、钙、硒等矿物质。

功效：健脾益气、燥湿利水、止汗、安胎。《别录》称其能“暖胃，消谷，嗜食”。《药性论》载其“主面光悦，驻颜，去黯”。

主治：脾虚食少、腹胀泄泻、痰饮眩悸、水肿、自汗、胎动不安。

◎ 山药

山药为薯蓣科多年生蔓性草本植物的块根，味甘，性温，入肺、脾、肾三经，含有淀粉、黏液质、胆碱、尿囊素、氨基酸、糖蛋白、多酚氧化酶、维生素C、甘露聚糖及锌、铁、铜、硒等多种矿物质。

功效：健脾养胃、益肺生津、固肾涩精、聪耳明目。《本草求真》认为：“山药本属食物，古人用入汤剂，谓其补脾益气除热。其色白入肺，味甘入脾，气虽温而却平，为补脾肺之阴，是以能润皮毛、长肌肉。其性涩，能治遗精不禁，味甘兼咸，又能益肾强阴。”

主治：脾胃虚弱、倦怠无力、食欲不振、久泄久痢、肺气虚燥、肾气亏耗、消渴尿频。

四肢多汗

四肢多汗为脾虚生湿，或湿邪侵入脾胃，旁达四肢所致，并伴有胸闷、口苦心烦、食少欲呕、身困尿黄、舌苔黄厚等症状，治疗时以清热化湿为主。

常用药材

◎厚朴

厚朴为木兰科木兰属落叶乔木干燥的树皮、根皮或枝皮，味辛、苦，性温，入脾、胃、肺、大肠四经，含多种生物碱、挥发油、皂苷等有益物质。

功效：行气宽中、化湿除满、化痰平喘。《别录》称其能“下气，疗霍乱及腹痛胀满”。

主治：食积气滞、腹胀便秘、湿阻中焦、吐泻、痰壅气逆、胸满喘咳。

◎藿香

藿香为唇形科藿香属一年生或多年生草本藿香的干燥全草，味辛，性微温，入脾、胃、肺三经，含有多种挥发油、生物苷等成分。

功效：祛暑解表、化湿和胃、和中止呕、芳香化湿。《别录》称其能“去恶气，止霍乱心腹痛。”

主治：寒热头痛、胸闷、呕吐泄泻。

◎大腹皮

大腹皮为棕榈科热带常绿乔木槟榔的干燥果皮，味辛，微温，入脾、胃、大肠、小肠四经，含多种生物碱、纤维素、挥发油、维生素和钾、镁、磷等矿物质。

功效：行水消肿、下气宽中。《大明本草》称其为“下一切气，止霍乱，通大小便，健脾、开胃、调中”。《本草纲目》谓之“消肌肤中水气浮肿，脚气壅逆”。

主治：湿阻气滞、胸腹胀闷、水肿、便秘、小便不利。

◎芡实

芡实为睡莲科芡属一年生草本植物芡的干燥种仁，味甘、涩，性平，入脾、肾两经，含有丰富的碳水化合物、蛋白质、脂肪、维生素 B_1、维生素 B_2、烟酸、胡萝卜素、磷、铁等成分。

功效：补脾止泻、固肾涩精。《本经》称其为“补中，益精气”。《本草纲目》谓之“治小便不禁、遗精、白浊、带下”。

主治：慢性泄泻、脾肾气虚、精气不固、腰膝无力。

◎茯苓

茯苓为多孔菌科茯苓的干燥类球状菌核，味甘、淡，性平，入心、脾、胃、肺、肾五经，含有淀粉、茯苓酸、蛋白质、脂肪、卵磷脂、组氨酸、胆碱、钾及茯苓糖等成分。

功效：健脾补中、利水渗湿、宁心安神。《本经》称其“主胸胁逆气，忧恚惊邪恐悸，利小便，久服安魂养成神”。

主治：慢性泄泻、脾肾气虚、精气不固、腰膝无力。

颈胸多汗

胸汗又称心汗，多由思虑过度、饥饱劳伤、损及心脾、胸阳不振引起，一般情况下常伴有面色不华、气短乏力、心悸失眠、脉象虚弱等症状，治疗时应以滋阴清热为主。

常用药材

◎石斛

石斛为兰科常绿草本植物石斛的干燥茎，味甘、淡，性微寒，入肺、胃、肾三经，含有生物碱、黏液质、石斛素、多种维生素及锌、硒、钙、铁等多种矿物质。

功效：滋阴养血、益胃生津。《本草通玄》说其“甘可悦脾，咸能益肾，故多功于水土（肾、脾）二脏”。《本草汇言》认为它是“培养五脏阴分不足之药”。

主治：阴伤津亏、口干烦渴、食少干呕、病后虚热。

◎天冬

天冬为百合科攀缘状多年生草本植物天门冬干燥块根，味甘、苦，性大寒，入肺、肾两经，富含天冬素、黏液质、5-甲氧基甲呋喃甲醛及葡萄糖等成分。

功效：润肺滋肾、清热养阴、降火化痰。《本草纲目》称其“润燥滋阴，清金降火”。

主治：肺燥干咳、虚劳咳嗽、津伤口渴、心烦失眠、内热消渴、肠燥便秘。

◎枸杞子

枸杞子为茄科多年生灌木枸杞子的果实，味甘，性平，入肝、肾两经，滋阴补肾，含碳水化合物、氨基酸、胡萝卜素、维生素A、维生素B_2、维生素C、锰、铬、锌、镁、铜、钙、钴、镉、镍、锶、钾、磷、铁、亚油酸、β-谷甾醇及少量脂肪、芦丁等。

功效：益精明目、养血涵肝。《本草汇言》称其能“壮精益神，神满精足，故治目有效”。《神农本草经》说：“枸杞子，味苦，寒。主五内邪气，热中，消渴，周痹，风湿。久服，坚筋骨，轻身不老，耐寒暑。”

主治：肝肾亏虚、头晕目眩、目视不清、腰膝酸软、消渴引饮。

◎黄连

黄连为毛茛科多年生草本植物黄连的根茎，味苦，性寒，入心、肝、胆、胃、大肠五经，含有大量生物碱、挥发油、皂苷等成分。

功效：消炎抑菌、清解热毒。《本经》称其“主热气目痛、眦伤泪出，明目”。

主治：湿热痞满、呕吐吞酸、心火亢盛、心烦不眠、眼红、消渴。

◎ 柏子仁

柏子仁为松杉科常绿灌木侧柏的种仁，味甘、辛，性平，入心、肝、肾三经，含脂类、蛋白质、碳水化合物、维生素E、维生素A、维生素D及铁、锌、磷、硒、钾、镁等多种矿物质。

功效：养心安神、滋阴敛汗、润肠通便。《别录》称其能“益血，止汗”。《本草纲目》谓之能“养心气，润肾燥，安魂定魄，益智宁神”。

主治：虚烦不眠、心悸怔忡、肠燥便秘。

注意事项

（1）以上三种局部出汗，都应在有症状期间及时就医，排除器质性病变原因后再滋补。

（2）当出现局部多汗症状时，对照自诊表确定自身体质属性，然后选择有针对养护效果的药物，以少量草药配白米熬煮白粥，即为最简单的滋补方式。

（3）根据身体情况不同，以上药物均应在医师指导下搭配使用。

女性围绝经期多汗

多汗是女性围绝经期（又名更年期）最常见的症状之一，因个体差异，每个人出汗的部位不尽相同，还有全身出汗者。这种出汗症状不仅令女性在社会交往中频频遭遇尴尬，而且那种黏腻的感觉还会使一些女性的情绪或烦躁或抑郁，甚至成为许多身体、心理疾病的诱因。

应对方法

（1）水果质润，富含汁液，具有养阴生津、除烦开胃的功效，围绝经期女性可适量食用，以缓解虚汗症状，如可选用西瓜、梨、橙子、苹果、柿子等。

（2）改善日常饮食习惯，菜肴中多配以滋阴润燥的食材，如百合、莲子、山药、银耳、芝麻、豆浆、蜂蜜等。长期食用有助于围绝经期女性缓解多汗症状。

（3）禁忌烟酒、辣椒等，它们会加重围绝经期女性的多汗症状，并加重烦躁。

冰糖燕窝

【材料】 燕窝6克、银耳9克、冰糖适量

【做法】 1. 燕窝、银耳用温水充分泡发后洗净。

2. 将燕窝、银耳倒入炖盅，加适量清水、冰糖，隔水炖熟即可。

【使用方法】早晚各1次，连服15日。

百合藕粉

【材料】 新鲜百合1000克、藕粉500克、冰糖适量

【做法】 1. 鲜百合洗净后烘干研成粉末，装瓶备用。

2. 取百合粉、藕粉各一大匙，加冷水2~3大匙调成糊状。

3. 倒入适量沸水冲泡，加适量冰糖拌匀即可。

【使用方法】一日2次，连服1个月。

从汗的颜色辨疾病

通过已知的汗液相关知识我们了解到，健康的汗液是没有颜色的。但日常生活中会出现“五色汗”，很显然，这并不是一种健康的象征。中医认为，汗液为体内阴阳变化的显示器，与许多疾病都有着密切的关系。而汗液的颜色则代表着脏腑的情况，五色即显示五脏的状况。在排除食物及衣服染色等外界因素的情况下，“五色汗”代表着脏腑功能存在异常。

黑汗

色黑属肾，所以黑汗多为肾虚。如汗黑清稀，则为心肾失调；黑而黏稠，则为肾阴虚湿热。

就医确诊

在非病理性黑汗的情况下，肾脏虚弱应以温补为主。若确诊为脏器疾病，则需在医师的指导下进行治疗、养护。

合理限欲

过度纵欲会损伤肾脏，长期下来则会引发疾病。尤其是本身肾脏虚弱的人，更应注意限欲，多以运动、娱乐转移注意力。

饮食调理

肾脏虚弱者日常应多食用具有护肾功效的食物，如瘦肉、胡萝卜、冬瓜、番茄、柑橘、柿子、干果类等。

加强锻炼

肾虚者大多身体乏力，缺乏锻炼。因而，养肾者平时应积极锻炼身体，增强自身体质，提高免疫力。

按时作息

肾虚者大多体质较弱，在加强锻炼的同时，应保证规律的作息，避免劳累而染病。同时，规律作息还有利于控制正常排尿、排便，有利于健康的维护。

白汗

色白属肺，所以白汗多为心肺阳虚的征兆，一般为中气不足所致。另外，白汗也偶见于剧痛时。

就医确诊

肺部疾病可大可小，所以如果出现白汗，首先应就医确诊，检查是否为器质性病变。若只是单纯的脏器虚弱，则应以护理、进补为主。

药膳养肾食疗方

【材料】 生地黄20克、山药50克、枸杞子50克、白米100克

【做法】 1. 生地黄洗净后切碎备用。

2. 山药洗净去皮后捣碎备用。

3. 将生地黄、山药、枸杞子、白米一同入锅，加适量清水共同煮粥即可。

【功效】 温补肾虚。

养肾按摩操

第一步： 两手掌相对，互搓至手心温热。

第二步： 将两手掌分别放在腰部左右，紧贴皮肤。

第三步： 手掌上下按摩腰部，至有热感为止。

第四步： 两手由掌变拳，用双手拇指的掌指关节突出部抵住腰眼。

第五步： 向内做环形旋转按摩，逐渐用力，至产生酸胀感为宜。

远离污染

肺部较弱者日常应尽量少去环境脏乱、空气较差的地方，避免引发器质性病变。

加强锻炼

肺部虚弱者多外形孱弱，应多参加有氧锻炼，增强心肺功能，提高身体免疫力，使身体早日恢复健康。

饮食滋补

平时饮食宜多摄取润肺食材，如胡萝卜、梨、木耳、豆浆、蜂蜜等。

黄汗

色黄属脾，所以黄汗一般是脾脏出现问题的征兆。如汗色黄而清稀，为脾虚；汗色黄而黏稠，为湿热黄汗。

就医确诊

为了避免耽误病情，一旦发生黄汗应首先就医，排除病理性疾病后再进补滋养。若确诊为脏器疾病，则应在医师的指导下进行治疗，并辅以日常调理。

润肺银耳羹

【材料】 银耳5克、冰糖50克

【做法】 1. 银耳用温水浸泡，泡发后去蒂洗净，撕成片状。

2. 锅内加适量清水，用大火煮沸后，放入银耳。

3. 小火熬1小时，至银耳软烂，加冰糖调味即成。

润肺豆浆粥

【材料】 豆浆1000克、糯米100克、冰糖适量

【做法】 1. 糯米洗净后，用清水浸泡20分钟备用。

2. 将泡好的糯米加适量清水，上火煲粥。

3. 煮至糯米粒开花，加入豆浆同煮10分钟。

4. 出锅前用冰糖调味即成。

【备注】 肺虚者忌吸烟、喝酒，并尽可能避免食用辛辣刺激的食物。

规律进食

脾脏不好多由饮食不规律造成，现代人工作忙碌，很容易暴饮暴食，在伤胃的同时也损脾。所以，养脾首先就要做到规律进食。

戒烟限酒

过度抽烟酗酒会造成胃肠功能紊乱，进而影响脾脏的正常免疫功能，导致身体不适，长期下来还可能引发其他重大疾病。

饮食养护

脾脏虚弱，应以日常饮食调理为主要调理方式。可适量多吃一些健脾益气的食物，如红薯、香菇、山药、栗子、红枣、蜂蜜等。

平和心态

喜怒无常、情绪波动过大也是常见的伤脾原因。故而，脾虚者应尽量保持心态平和，遇事多思考解决办法，少发脾气。

红汗

色红属心，所以红汗多为气虚的表现，也为心火旺盛的征兆。另外，过量服用碘化钾等也会出现红汗，这种药物性红汗症可随停药而逐渐消失。

就医确诊

益气驱火的方式只有在身体还没有发生器质性病变的基础上才能进行。就医确定健康状况十分重要。如果是由疾病引起红汗，应以药物治疗为基础，再配合调养。

保持好心情

心火多由忧思所致。故而，心火旺盛者应保持好心情，如此方能保证气血畅通，起到驱火养心的目的。

加强锻炼

气虚火盛者一般气色欠佳，不喜运动，结果造成气滞、血瘀。在日常生活中，应尽可能抽出一些时间锻炼身体。同时，运动还能帮助排遣烦恼，是安全的养心方式。

食补为主

心气调养是一个循序渐进的过程，旨在综合改善一种负面状态，而不是有针对性地治疗某种疾病。所以，食补无疑是最健康安全的补养方式。日常应多食用一些温和的补气食物，如小米、白米、西蓝花、胡萝卜、香菇、豆腐、马铃薯等，切勿直接使用寒性食物驱火，以免误伤身体。

天枢穴

【主治】腹胀，食欲不振，脾胃失调。它是养护脾胃的一个重要穴位。

【取穴】在脐旁2寸（同身寸）。

【按摩方法】以中指指腹放于天枢穴上，每次按揉1分钟左右。

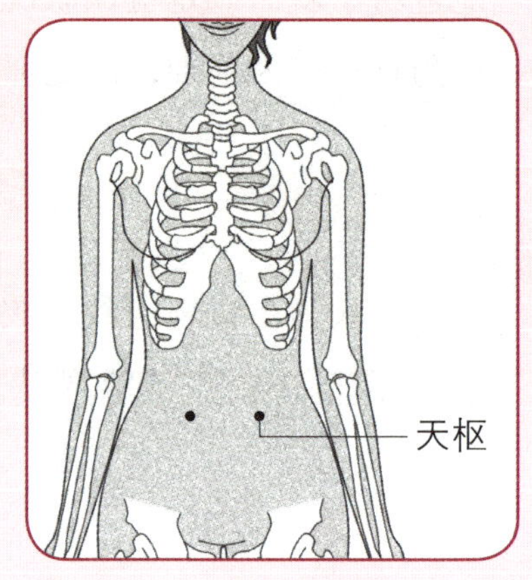

三阴交穴

【主治】脾胃虚弱，消化不良，腹胀肠鸣。它是防治脾胃损伤的一个重要穴位。

【取穴】在内踝上3寸，胫骨内侧缘后方（同身寸）。

【按摩方法】用同侧拇指指腹按揉三阴交穴，每次按揉1分钟左右。

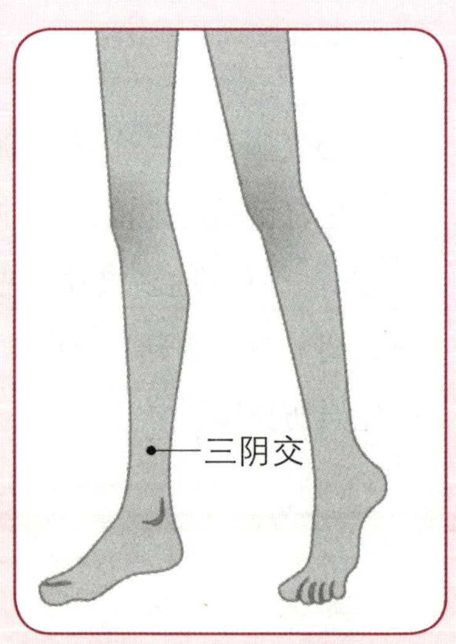

补气健脾养胃茶

【材料】 人参3克、白术3克、茯苓3克、甘草3克、花茶3克

【做法】 1. 人参、白术、茯苓、甘草加适量水煎煮成浓汁，备用。

2. 用茶时，以少量浓汁加入花茶中冲饮。

【功效】 补脾益气，用于治疗脾胃气虚、面色苍白、食少腹泻、精神倦怠。

宁神健脾养胃茶

【材料】 人参3克、远志3克、石菖蒲3克、茯苓3克、花茶3克

【做法】 1. 人参、远志、石菖蒲、茯苓加适量水煎煮成浓汁，备用。

2. 用茶时，以少量浓汁加入花茶中冲饮。

【功效】 补心脾气，宁神定志，用于治疗心脾气虚、恍惚心悸、梦寐惊吓。

绿汗

色绿属胆，所以绿汗一般提示胆精外泄。另外，糖尿病晚期也会出现绿汗，此为糖尿病酮症酸中毒的表现。

就医确诊

许多胆部疾病的症状较为相似，应先就医确诊，再配以家庭养护。

改善饮食

带脂肪的食物进入人体以后，胆囊会反射性地收缩，一旦收缩过于强烈，便会导致胆绞痛的急性发作。故而，胆病患者应忌油腻，以清淡、易消化的食物为主。另外，还应多吃一些富含粗纤维的食物，保持大便通畅，否则便秘也会影响胆汁的正常排出，引发胆病。

合理饮水

清水可以帮助稀释胆汁，有效缓解胆汁滞积，所以多喝水有防治胆病的作用，建议饮水量为每天1500～2000毫升。

讲究卫生。胆病中的胆囊炎是由细菌感染引起的，所以胆病患者日常生活中应养成良好的卫生习惯，做到饭前便后洗手、生吃的瓜果要洗净等。

注意保暖

腹部受凉后会刺激迷走神经，使胆囊强烈收缩，引起胆病发作。因此，胆病患者应注意日常保暖，尤其是睡觉时，一定要盖好被子，防止夜间受凉。

选择前排位置

胆病患者在乘车时最好选择前排位置，以避免腹部受到过度震荡。

护胆粥

【材料】 白米150克、山药30克、佛手15克、鸡内金12克（鸡内金是鸡胃的金黄色角质内壁）

【做法】 1. 佛手、鸡内金加水500毫升煎煮，20分钟后去渣取汁。

2. 在煎好的汤汁中下入白米、山药共煮成粥即可。

【功效】 健脾，疏肝，利胆。

护胆甜汤

【材料】 新鲜大金钱草60克、白米50克、冰糖适量

【做法】 1. 金钱草切成细丝后加水200毫升，煎至水剩一半，去渣取汁。

2. 在煎好的汤汁中下入白米、冰糖，再加400毫升水同煮为汤即可。

【功效】 通淋排石，利胆退黄。

洛神花

洛神花利尿解毒，能够有效促进胆汁分泌、排出。

甜菊叶

甜菊叶具有降脂、降压、降糖的功效，能够改善代谢、控制胆结石并发症的作用。

虞美人

虞美人具有清肝、解毒，治疗胆热、目赤、头痛等症的作用。

让人尴尬的异常汗味

在日常交往中，每个人都希望能在周围人心目中留下一个良好的印象，尤其在自己重视的人面前，更希望能够展现自己最好的一面。但这种美好的希望往往被一些尴尬所毁灭，因为我们没有办法阻止温度的突然升高、对方一时兴起的快速奔跑、日式餐厅需要更换拖鞋进餐的店内习惯……是的，这种令人美梦破灭的尴尬即是汗味异常。

我们为什么会出现异常汗味

之前我们已经了解，人体的汗液是没有任何味道的。那么，那些令人难堪的臭味究竟是如何产生的?

顶浆腺之汗味异常

顶浆腺只存在于腋窝、乳晕、脐、肛门、外阴和外耳道。在这些部位中，除腋窝外，其他部位的顶浆腺的功能极弱，排汗量极少。所以，顶浆腺的汗味异常主要为腋臭。其臭味是由于顶浆腺分泌的汗液中含有一定的有机物，排出后，在腋下微生物的作用下形成了具有特殊臭味的短链脂肪酸和氨气，进而散发难闻的气味。

外分泌汗腺之汗味异常

外分泌汗腺遍布全身，但一般会产生汗味异常的部位仅为脚部。这是因为脚部长期被鞋捂着，而鞋子内相对封闭的环境存在着许多寄生细菌，当脚部出汗时，这些细菌分解汗液中的有机成分，形成具有特殊臭味的不饱和脂肪酸，这就会导致脚臭。另外，一些物质在身体内的代谢物也具有一定的特殊气味，如大蒜、洋葱等。

精神性汗味异常

患有某些精神疾病者或神经系统受损者，也会出现汗味异常的状况，如精神分裂等。

止汗薰香小妙方

体质虚弱所致的汗液异常不但影响着我们的身体健康，还给我们的社交、生活带来很多麻烦。为了能够尽早摆脱这些麻烦，除了必要的针对性治疗调养，辅助的方法自然也少不了！

在熏香炉里点上几滴芳香怡人的精油，不但能够驱走难闻的汗味，还可以帮我们甩掉出汗不止带来的烦闷心情，而且最重要的是，这丝丝香味还具有良好的止汗功效，实在是一举多得的好方法。

鼠尾草精油

药草香味，略刺鼻，具有醒脑、镇静、抗菌、抑汗、利尿等功效。

丝柏精油

木质和香脂混合后的琥珀味，具有镇静、抑制发汗、收敛止血等功效。

安息香精油

气味香甜，似香草，具有安抚神经、利尿、敛汗等功效。

腋臭的治疗方法

外擦法

【原理】通过外擦具有止汗、抗菌作用的药物，实现驱除异味的作用。

【优点】使用方便、安全性高。

【缺点】对腋臭严重的患者效果欠佳。

【适合者】腋臭初期、中期，有毅力长期坚持者。

香遮法

【原理】将香水或香粉喷洒于腋窝处，以遮挡味道。

【优点】操作简单、适用性广。

【缺点】短时间内效果尚可，但严重者可能出现腋臭与香味混合后散发更难闻气味的情况。

【适合者】偶有轻微腋臭者。

注射法

【原理】将酒精、肉毒杆菌素或消痔灵注射腋下，使大汗腺逐渐萎缩，进而产生抑制汗腺分泌的作用。

【优点】无疤痕，恢复快。

【缺点】一般2针以上才会见效，且效果只能维持1年左右。

【适合者】不愿手术，但又希望效果相对持久者。

激光法

【原理】透过激光束破坏毛囊和大汗腺，切断汗腺排泄途径，从而达到祛除异味的功效。

【优点】可同时完成腋下脱毛。

【缺点】可能出现“漏网之鱼”，需要二次或多次治疗。

【适合者】已做除腋臭手术，但仍有轻微气味者。

冷冻法

【原理】用低温液氮将腋下部分冷冻，破坏大汗腺，实现除臭。

【优点】属于物理除臭法，相对安全，且可同时除去部分小血管瘤、疣、色素等。

【缺点】对皮肤有一定损害，且可能复发。

【适合者】对安全性要求较高，且对效果持续时间要求不苛刻者。

手术法

【原理】用特制的器械微米刀在腋下开一个3~5毫米切口，将大汗腺直接破坏并清除。

【优点】创口小，恢复时间短，预后腋下无明显疤痕，双臂活动自由。

【缺点】技术水平决定成功与否。

【适合者】腋臭严重，反复发作的患者。

注意事项

（1）腋臭者应禁食刺激性食物、戒烟酒。因为这些食物会干扰身体的正常生理功能，影响内分泌的调节，进而增加汗液中有机物的含量，使得腋臭症状越发严重。

（2）蔬菜中的粗纤维可吸收大量水分，增加粪便软度，帮助排便，有利于清除体内的细菌和毒素。如此一来便能够有效地减少从皮肤排出体外的细菌，起到减轻腋臭的作用。所以，腋臭者平日应多食蔬菜，加强排毒。

（3）腋臭者日常应穿透气性较好且不太贴身的衣物，否则很容易使腋下局部温度升高，为细菌滋生创造条件。

（4）腋臭者应注意保持身体日常清洁，勤洗澡、换衣。衣服洗涤时尽量使用消毒产品，将上面附着的细菌完全清除。

脚臭的治疗方法

日常生活中我们不能不穿鞋，加上脚部的小汗腺数量极多、分布极广，无法将这些汗腺都去除，以解决异味。因此，脚部除臭的主要方法为外治，并配合良好的生活习惯。

外用药物

脚臭者多有某种脚病，所以患者若症状严重，应首先就医，在医师的指导下使用药物治疗，改善脚部皮肤环境，减轻臭味。

饮食配合

脚臭多汗者应尽量避免食用容易引发出汗的食品，如辣椒、生葱、生大蒜等。另外，可多食用一些富含维生素B_1的食物，帮助调节神经，避免神经功能紊乱引起的多汗。

加强卫生

尽量为双脚提供一个良好的卫生环境，无疑是防治脚臭最直接的方法。而最好的办法之一，就是回家后立即洗脚，使脚脱离被细菌包围的环境，如此也可以避免细菌寄生在拖鞋上，睡前洗脚后再次感染脚部。另外，洗完脚后可在脚部撒一些爽身粉，保持脚部的干爽，避免细菌滋生。

选袜子

平常应选择棉、羊毛或其他吸湿透气、材质较好的袜子，以帮助脚部保持干爽。不要只贪图美观，而常穿透气性较差的尼龙材质的袜子。尤其要注意的是，穿透气性较差的鞋子时，切记要穿袜子，帮脚部吸汗透气，隔绝细菌。另外，大量出汗后，应及时更换干净的袜子。

选鞋子

脚臭者日常应尽量穿用真皮、帆布等透气性较好的材料制作的鞋子，避免为细菌提供温床。鞋子尽量每天更换，交替使用。可清洗材质的鞋子应尽量勤清理。所有的鞋子在没有使用时，务必做好通风、晾晒的工作。可放入竹炭包、干燥剂等吸湿、驱味的产品，帮助鞋子恢复良好的穿着环境。另外，还可以使用具有除臭功能的鞋垫。

卫生习惯

- **不与他人共用拖鞋、外穿鞋、擦脚巾等脚部用品。**
- **使用专门的消毒产品清洗鞋袜。**
- **脚病期间不用手抓挠脚部，避免真菌感染双手。**
- **脚病期间切勿泡澡，避免真菌感染身体的其他部位。**

驱臭泡脚方

醋水泡脚方

泡脚前，以50毫升米醋加入洗脚水中，每次泡15分钟，一周2次。

盐水泡脚方

泡脚前，取100克食盐加入洗脚水中，溶化后泡脚，每次15分钟。

葛根泡脚方

泡脚前，将15克葛根研成细末，加15克白酒，再加适量清水同煎成药汁，加入泡脚水中使用，每次泡15分钟，一日1次。

麻黄泡脚方

泡脚前，将30克麻黄根、15克丁香、15克木香、15克黄檗加适量清水同煎成药汁，再加入泡脚水中使用，每次泡15分钟，一日3次。

白矾泡脚方

泡脚前，将15克白矾、15克葛根研末后加适量清水同煎成药汁，再加入泡脚水中使用，每次泡15分钟，一日1次。

明矾泡脚方

泡脚前，将30克明矾、6片老姜加适量清水同煎成药汁，再加入泡脚水中使用，每次泡30分钟，一日2次。

防风自芷泡脚方

泡脚前，将60克防风、60克白芷、30克川芎、30克细辛、30克苍术、30克白矾同研成细末，每次取20克粉末加入水中煮沸，放至温度合适后泡脚，每次15分钟，一日1次。

健康出汗问与答

问题1 为什么现代人出汗特别少?

从客观上来讲，当所处环境温度为18℃时，人脑达到最佳运转状态，思维最为敏捷。所以，无论冬夏，几乎所有企业都会为员工创造一个相对舒适的工作环境，这不仅是为了满足员工的基本环境感受，还是为了能够更好地提高工作效率。所以出汗一说，根本无从谈起。

另外，出汗不但会让人产生一定的不适感，而且会影响个人的形象。所以餐厅、公交车、地铁等公共环境中，为了提高人们的满意度，都会将环境温度控制在一个相对舒适的程度，基本上也不会有较大的出汗量。

从主观上来讲，相对于花时间出汗，许多人更愿意将精力用在忙碌的工作中。并且有些人因为懒惰和讨厌出汗时的黏腻感，便放弃各种各样的出汗机会。无论原因为何，这种出汗少的状况都是十分不利于健康的。

问题2 经常出汗的人会得汗斑吗?

因出汗较多，皮肤上出现花斑块，好像是出汗后留下的汗迹，所以又叫“汗斑”，其实，汗斑的学名叫做花斑癣。

花斑癣在出汗量较大的夏季，或一年四季温热潮湿的地区极易发生，但这并不意味着出汗多就一定会得花斑癣。花斑癣的形成主要是由于汗液清理不及时，或没有及时换洗汗湿的衣物，导致细菌感染表皮角质层，进而引起的一种浅表真菌病。

一般来说，在进入凉爽的秋季或搬到四季分明的地区后，花斑可自行消退，但会留下一定的印迹，第二年环境温度适合时会复发。对于此类皮肤病应以预防为主。

在夏季或身处温热环境下大量出汗时，应更加注意个人卫生，勤洗澡，适当使用薄荷浴、盐水浴、食醋浴，均可以有效预防花斑癣。另外，还要勤换洗衣服，尤其是贴身衣物，最好在清洗时使用衣物消毒剂，以达到最佳清洁效果。

问题3　发汗能治病吗？

出汗养生其作用在于调理身体，并不是一种短期内可治愈某种疾病的特效疗法。身体某部位发生病变或感染细菌病毒，都说明其已经超过“自愈功能”的极限，单纯依靠出汗这种生理养疗方法已经不足以改善、治疗。身体的不适症状如果加重，应先就医确诊，再将排汗作为预防疾病、强身健体的辅助疗法。

另外，流传最广的发汗治病说法是指发汗可以治疗感冒，这种说法其实也是不正确的。冬季风寒感冒确实可以用发汗驱寒，帮助减缓症状，尽早恢复。但对于夏季的感冒来说，发汗并不适用。夏季的感冒本就源于“热”，姜汤、发汗等方法不但没有效果，甚至还会使症状加重，而凉性的竹叶、菊花、连翘等驱热茶却有较好效果。

问题4　发汗可以缓解失眠吗？

可以肯定的是，发汗缓解失眠的说法是不科学的。

睡前用被子捂汗，汗液留在皮肤上，会对皮肤造成很不好的影响。而发汗的这个过程还会使被褥变得潮湿，容易滋生各种细菌，十分不利于皮肤健康。另外，潮湿的睡眠环境下也很难让人睡眠良好。

运动出汗是最健康的，由此一些人认为运动发汗才是治疗失眠的正确方法。但事实并非如此，运动需要达到一定强度才会出汗，而这个强度会使神经过于兴奋，如此一来不但无法缓解失眠，甚至可能加重失眠状况。

问题5　出汗真的可以减肥吗？

汗液中绝大多数成分为水，所以显然出汗减掉的是体内的水分。每个人肥胖的原因不同，如果肥胖者属于水肿型肥胖，则可以将之视为一种减“肥”方式。但在减水的同时，也需要给身体补充一定的水分，以避免脏器缺水引发不适。

对于大多数减肥者来说，出汗减肥只是对减肥的表象描述。减肥的实质是消耗脂肪，高温环境使脂肪被迫代谢，其代谢量有限不说，且长期下来还会对身体造成一定的损伤。所以，出汗减肥的实质其实是运动减肥，出汗只是运动减肥时伴随的一种现象。而那些街头巷尾漫天吹捧的“出汗减肥”，不过是某些商家用来宣传的噱头。

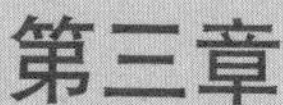

第三章

健康出汗，从改变体质开始

积极建立良好的生活习惯、改变寒性体质、摆脱亚健康状态。

告别恶习，让身体暖起来

正常情况下，人体体温总是处于一个相对稳定的区间之内。有研究显示，在这个正常体温范围内，当人体温度有所下降，身体免疫力会随之略微下降，反之体温升高，身体免疫力就会随之略微增强。

不良生活习惯导致寒性体质

随着环境污染加重，并且受到生活中诸多不良生活习惯的影响，毒素与杂质大量沉积于血液中无法正常排出，导致寒性体质者逐年增多。

不健康的饮食习惯

虽然人体对蛋白质、脂肪等营养物质有一定的消化和吸收能力，但由于生活条件的不断提高及忙碌工作造成的饮食不规律等因素，现代人常常处于一种“摄入过度”的状态。

长此以往，过量的营养物质不能被及时地消化吸收，慢慢沉积于血液中，造成血液内杂质含量大大增加。血液内杂质增加不但会造成人体温度下降，久而久之它们还会附着在血管内壁，使血管弹性减弱，甚至引起动脉硬化。

错误的饮水方式

水是维持人体生命活动最重要的物质，但如果饮用过量，又不能及时通过汗液、尿液排出，就会对身体造成极大的负面影响。

当过多的水在体内沉积，使身体温度下降时，身体会自动开启恢复温度的功能，通过汗腺将多余的水排出体外驱除体寒。但是，如果水含量超过自身调节能力，身体无法自动回温，那么体温将会越来越低，消化系统效率随之减慢，排泄活动也发生停滞。然后水进一步堆积，如此恶性循环，就会逐渐形成寒性体质。

欠缺有氧运动

有氧运动可以促进热能代谢、汗液分泌、肌肉生长，并促进毛细血管新生。在运动时，新生的毛细血管不停地收缩与扩张，使血液循环变得格外顺畅，再通过汗液将血液内的杂质排出体外，进而实现净化血液、提高体温的作用。

另外，肌肉是人体的主要产热部位之一，负责供给人体所需热能的20%以上。只有肌肉发达，人体的发热源才会逐渐增多，体温也会随之升高。但如果缺乏有氧运动，肌肉萎缩，供热源减少，体温自然而然也会随之降低。

自我施压过大

所面临的压力不能得到及时缓解，也是造成体温降低的重要原因。

当我们的精神处于紧张状态时，身体会分泌较多的肾上腺素等物质使血管收缩，致使血压、血糖上升，这也是为什么人在压力过大时会伴有脸色苍白、手脚变冷现象的原因。若长期处于此状态下，人体循环系统效率降低，体温也会逐渐下降。

乱服用保健品

保健品都是用来给身体补充营养物质的。这些营养物质本来应该由食物提供，通过消化系统被人体吸收，若直接服用保健品，则忽略掉人体对食物的消化、吸收过程，长此以往，消化系统会习惯这样的懈怠状态，并随之退化，进而使人体对保健品的依赖日益增加。久而久之，人体的消化系统受到严重影响，就会使身体逐渐成为寒性体质。

错误的洗澡方式

洗澡的意义除了清洁皮肤，还有通过温度刺激促进排汗与血液流动，促进体温上升。所以说，正确的洗澡方式对于人体的健康也有举足轻重的作用。

很多人喜欢在清晨或睡前淋浴，但淋浴除了清洁皮肤之外，并不能有效地提高体温。因为淋浴的时间较短，早起和睡前淋浴，只能短暂地刺激血液循环。这样的洗澡方式不但无法为身体升温，反而会因短时间内温差改变大而导致体温下降。

这些错误的习惯对大部分人来说并不难改变。只要养成坚持运动、合理饮食、正确泡澡、慎重使用保健品等良好的生活习惯，每个人都可以改善寒性体质，并通过提高基础正常体温实现健康。

如何改善手脚冰凉

热水泡脚

泡脚是改善手脚冰冷最有效的方法。在盆中加入热水，让水漫过脚踝，不一会儿就会感觉到全身发热，这说明血液循环畅通后，身体已经开始升温。如果能够在泡脚的同时耐心揉搓双脚，效果更好。

积极运动

多运动可暖身，尤其是家务劳动，可以让全身各个部位都活动起来，能够有效促进血液循环，对温暖手脚、改善寒性体质有较好的效果。

穿棉袜

纯棉袜子不仅柔软舒适，还可吸收脚汗，让双脚整天都能保持干爽舒适，十分有利于足底保温。

人体健康体温标准（单位：℃）

人体健康体温标准（单位：℃）
口腔 36.7 ~ 37.7（平均为37.2）
腋窝 36.0 ~ 37.4（平均为36.8）
直肠 36.9 ~ 37.9（平均为37.5）

进补热量食物

寒性体质人群摄入的食物所含热能应适量，应改善饮食习惯，多吃温热性食物。

按摩阳池穴

阳池穴位于的腕背横纹上，位置正好在手背间骨的集合部位。寻找的方法是，先将手背往上伸，在手腕上会出现几道皱褶，在靠近手那一侧的皱褶上按压在中心处会找一个压痛点，这个点就是阳池穴。

阳池穴是支配全身血液循环及激素分泌的重要穴位，只要刺激这一穴位，便可迅速使血液循环畅通，让身体变得暖和起来，从而缓解手脚冰冷的情况。

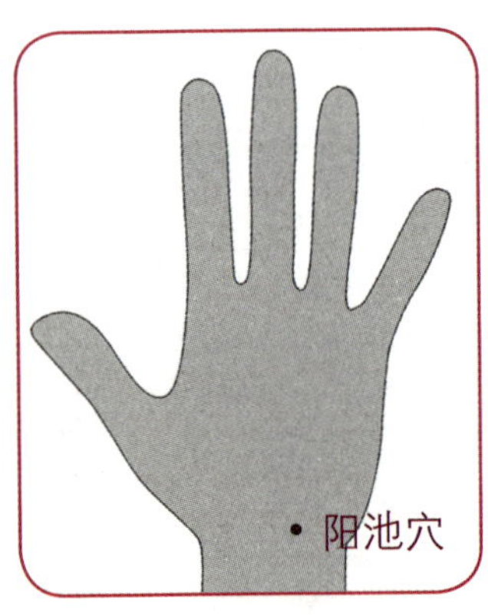

女性改善寒性体质的生活习惯

女性中寒性体质者相对较多，之所以会这样，一方面取决于女性的生理结构特点，另一方面也与许多女性的生活习惯有密不可分的关系。所以，对于寒性体质的女性来说，应该在以下方面多加注意：

◎ 定期记录自己的基础体温，掌握个人生理规律，科学把握月经周期。经期不适时，及时调整心态，可大大减轻症状。

◎ 寒性体质的女性免疫力较差，尤其在月经前夕，一定要有充足的睡眠，让身体充分休息，以增强身体免疫力，避免经期患病。

◎ 经期中，女性应格外注重保暖，尽量选择保暖性好的内衣，及五指分开的袜子。

◎ 体质寒凉的女性应少喝绿茶、金银花、苦瓜茶、凉茶等寒性茶品，多喝红茶等暖身茶。

能让人“满头大汗”的食物

寒性体质易循环不良

因为身体的好状态表现为体质温暖，所以，改变亚健康体质，无疑应当从驱寒着手。但很多人并不了解正确的驱寒方法，并认为改变寒性体质几乎是不可能实现的事情。

其实，改变寒性体质的方法很简单。所谓民以食为天，只需从健康的饮食习惯入手，多食用驱寒的食物，一碗姜汤、一杯当归枸杞子茶……不知不觉中，我们体内的寒气便会被健康的汗水带出体外。

体质有寒、热之分，只有先了解自己的体质，再配合相应性质的食物，才能达到最佳的养生效果。

寒性体质者应尽量避免食用寒性食物，否则寒性体质逐渐加剧，四肢冰冷感增加，易造成末梢血液循环不良，即使在暑热之际，仍有手足麻痹的感觉，而在冬季疼痛还会加剧。

寒性体质的特性

- 身体产热能力较差，体内所含热能也较少。
- 四季均手足冰凉，脸色苍白。
- 易出汗，偏好热饮，很少口渴。

❁ 即使炎炎夏日，进入开冷气的房间也会觉得不适，十分怕冷。

温热体质重平衡

温热体质的人不适合吃过多温热性质的食物，而应该吃一些性质寒凉、滋润的食物，只有这样才能维持身体的平衡，保证四季健康。

温热体质的特性

❁ 身体产热能力较强，体内热能相对较多，体温偏高，脸色红赤。

❁ 容易口干舌燥，喜欢喝冷饮。

❁ 小便色黄且量少。

❁ 夏季喜欢待在空调房，冬季也不怕寒冷。

体质寒冷有原因

中医认为“阳虚则寒”。这就是说，人体内阳气微弱，气血不足，不能抵抗外来寒邪的侵袭，人才会特别怕冷。现代研究进一步显示，寒性体质的形成与缺铁、低血压、甲状腺功能低下等原因有关。

缺铁

人体内铁元素缺乏，会直接导致血红蛋白变少，即影响血液的携氧能力，致使组织能量代谢发生障碍，我们才会因身体产生的热能不足而感到异常寒冷。

血压低

血压低的人末梢血液循环不足，人体各组织器官得不到足够氧气和能量，因此会畏惧寒冷。

甲状腺素分泌不足

当体内甲状腺素分泌不足时，皮肤等部位的血液循环会随之减慢，使身体产热不足，对寒冷的反应强烈。

认识食物属性

传统中医把食物分为五性，分别是平、寒、凉、温、热。我们只有根据不同的季节、不同的体质来选择食物，并做到适量摄取，才能真正做到吃得健康。尤其对于寒性体质者来说，平时更应在饮食习惯方面多多留心，做到以温热性食物为主，通过“食补”这种安全、健康的方式使自己暖起来。

粮食类

【温热类】面粉、高粱、糯米及其制品。

【寒凉类】荞麦、小米、大麦、稞麦、绿豆及其制品。

【平性类】大米、玉米、红薯及其制品。

蔬菜类

【温热类】扁豆、青菜、黄豆芽、芥菜、香菜、辣椒、韭菜、南瓜、蒜苗、生姜。

【寒凉类】芹菜、冬瓜、莲藕、白萝卜、苋菜、黄瓜、苦瓜、茄子、丝瓜、茭白、紫菜、金针菜（干品）、海带、竹笋、茼蒿、马铃薯、绿豆芽、菠菜、油菜、空心菜、莴笋。

【平性类】圆白菜、番茄、豇豆、四季豆、芋头、小白菜、西蓝花、白凤豆、山药、胡萝卜、洋葱、蚕豆、花生、毛豆、黄豆、黄豆芽、白扁豆、豌豆。

水果类

【温热类】荔枝、龙眼、桃、红枣、杨梅、核桃、杏、樱桃。

【寒凉类】香蕉、西瓜、梨、柑橘、橙子、柿子、鲜百合、甘蔗、柚子、山楂、杧果、奇异果、金橘、罗汉果、桑葚、阳桃、香瓜、生菱角、生荸荠。

【平性类】苹果、葡萄、柠檬、乌梅、枇杷、橄榄、李子、酸梅、菠萝、石榴、无花果、熟菱角、熟荸荠。

健康饮食，抵御寒性体质

适当摄取盐分

中医认为，盐有温热身体、改善体质的功效。寒性体质的人在日常饮食中应适当摄取盐，切忌盲目推崇“清淡养生”。当然，盐也不可摄取过量，否则同样会影响身体健康。根据排汗量及运动量，每日盐摄入量应控制在6～10克为宜。

寒性食物加工后再食用

寒性食物容易造成体寒，但经过加工后则可以转为温性。如果喜欢吃的食物属于寒性，寒性体质者在食用前可以选择将食材煮熟。

控制饮食量

日常生活中，暴饮暴食不仅会造成肥胖，还会引起体寒。因为，进食过多会使胃肠活动减慢，为了帮助消化，身体的血液会集中在胃肠，这导致肢体末梢循环变慢，手脚冰冷。所以，科学控制食量，也是改善寒性体质的重要方法之一。

维生素E的摄入

维生素E有助于扩张末梢血管，刺激末梢血液循环，能够有效地使全身温热。所以，寒性体质的人可以有针对性地适量多吃富含维生素E的温热性食物，例如坚果、蛋类等。

注意维生素B_3的摄入

维生素 B_3，又叫烟碱酸，是B族维生素里比较不易被破坏的一类，其温热身体的效果相当理想，并广泛存在于动物肝脏、黄豆、牛奶、酵母、花生等食物中，便于从日常饮食中摄入。日常饮食做到不偏食，均衡摄入营养物质，显得十分重要。

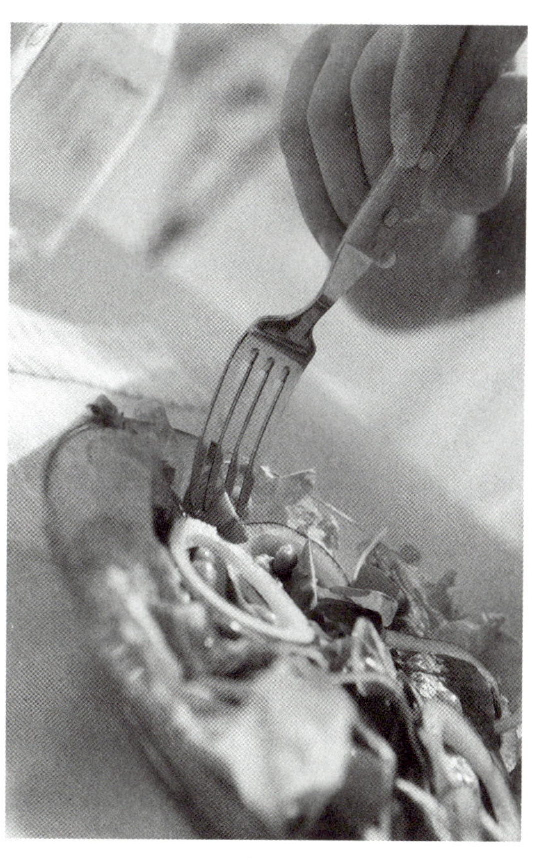

女性容易体寒的原因及日常饮食

女性体寒的原因

女性因体内雌激素含量较高，热量容易转化为脂肪存于皮下，且新陈代谢效率大大低于男性，体内脂肪的合成作用大于分解作用。加上女性多数不喜活动，热量产生便更少。并且，运动量不足还会造成全身或局部血液循环不良，导致身体发冷，特别是手、足等末梢部位。

与男性一样，缺铁和甲状腺素分泌不足也是女性怕冷的重要原因。对于女性来说，每个月的生理期是大量营养物质流失的高峰期，较男性而言，更容易出现因营养元素缺失而引发的体寒症状。营养学家指出，女性每日应摄入18毫升的铁元素，才能保证身体的正常需求。

体寒女性日常饮食

◎多摄入富含铁元素的食物，如黑木耳、牛奶、豆类和绿叶蔬菜。

◎多摄入海带等含碘丰富的食物，可有效提高自身御寒能力。

红枣山楂甜汤

【材料】 红糖15克、红枣干20克、山楂5克、生姜干5克

【做法】 1. 红枣干、生姜干分别清洗干净，用清水浸泡10分钟。

2. 将红枣干、山楂、生姜干入锅，加适量清水，用大火煮沸。

3. 水沸后转小火，加入红糖。

4. 煮至红枣干和生姜干软烂、出味即可。

【功效】 红糖润心肺，舒肝，补血破瘀；红枣干补气养血，健脾安神；山楂活血化瘀；生姜干益脾胃，散风寒。这几种材料均是女性驱寒良品，一起煮食裨益很大。

桂圆红枣羹

【材料】 红枣100克、桂圆50克、生高丽参6克、细砂糖适量

【做法】 1. 红枣洗净，桂圆去皮、核，生高丽参洗净备用。

2. 汤锅中加适量清水，放入红枣、桂圆、生高丽参，用大火煮沸。

3. 水沸后转小火，熬至羹状即可。

4. 可根据个人口味放入适量细砂糖调味。

【功效】 生高丽参性平，具有补精益气的功效；桂圆和红枣性温，具有很好的健脾补血功效。三者对改善畏寒症状均有极好的效果。

轻松驱除寒冷的暖身汤

无论什么季节，暖身汤都是驱走寒冷的最佳助手。它不但有利于排汗后体内水分的补充，而且能帮助我们有效吸收身体每天必需的营养物质。尤其在冬季，身体免疫力下降，发生各种疾病的风险随之增加，更应当多饮用温热的暖身汤来滋补身体，提高身体的抗病能力，保证正常的工作、学习、生活。

暖身汤的食材选择

科学研究显示，日常饮食中，只有合理搭配食材，才能够发挥食材间营养互补、促进吸收的作用。另外，暖身汤之所以暖身，除了汤品本身的温度外，更重要的是汤品使用了“暖身食材”。下面就重点介绍几种适宜用来煲汤的“暖身食材”吧！

红枣

红枣味甘、性温，归脾、胃经，含有丰富的蛋白质、脂肪、糖类、维生素等营养成分，被誉为“百果之王”。它能够有效增强身体的免疫力，具有补中益气、养血安神的功效。在制作暖身汤时，红枣是一种极为常见的“暖身食材”，一方面因为它有较好的滋补效果，另一方面也是因为其具有缓和药性的作用，十分适合体弱多病者食用，能在用药的同时保护脾胃健康。

许多男性认为红枣入汤应该只适合女性服用。其实不然，红枣中含有的三萜类化合物具有很好的抗疲劳作用，能够提高人体适应性。

◎注意事项

- **红枣外果皮纤维含量高，食用过多不易消化，易引起胀气，胃肠道功能较弱者应少食。**
- **红枣味道较甜，多食后容易生痰生湿，使体内积存水分，水肿者应避免多食。**
- **女性常喜欢在经期煲红枣汤补血，但体质燥热者并不适用。**
- **红枣含糖量较高，不适合糖尿病患者食用。**

生姜

生姜味辛，性温，归肺、脾、胃经，含有姜醇、姜烯、水芹烯、柠檬醛、芳樟醇、姜辣素、天门冬素、谷氨酸、天门冬氨酸、丝氨酸、甘氨酸、苏氨酸、丙氨酸等物质，是一种常见的暖身汤制作食材。

生姜的驱寒功效是人们众所周知的，老年人常常用生姜做的暖身汤辅助治疗冬季伤寒。而它除了驱寒、除湿，还具有活血、健胃、止呕、解毒、辟腥臭、消水肿的功效，以其入汤，不仅具有暖身的效果，而且还有强身健体、提高身体免疫力的功效。

◎ 注意事项

- 生姜入汤时只需洗净，不要去皮，否则无法发挥姜的整体功效，切丝切片均可。
- 生姜腐烂后会产生一种强毒性物质，可使肝细胞变性坏死，诱发各种癌症，所以煲汤时应注意分辨，不要使用腐烂的生姜。

桂圆

桂圆味甘，性温，归心、脾经，含有多种蛋白、脂肪及多种矿物质，是一种滋补身体的佳品，对劳心者效果更佳。

它具有壮阳益气、补益心脾、养血安神、润肤美容等多种功效，具有预防子宫癌的作用，是暖身汤常用的重要食材。

◎ 注意事项

- 有上火发炎症状时不宜食用。
- 孕妇不宜食用。

暖身汤食材选择小攻略

多选择富含维生素B_3的食材煲汤

之前我们已经提到过维生素B_3是一种有利于稳定神经系统与循环系统的营养物质，它可以改善神经紧张、扩张毛细血管，从而实现改善手脚冰冷的作用。所以，这类食物不但可以用来做菜，而且是煲汤食材的最佳选择。

温性食物为主

暖身汤的食材应该以温热性食物为主。尤其是性温的食物，四季皆宜。

调味剂的使用

在暖身汤的调味剂中，应适量加入辣椒、胡椒、芥末、大蒜、葱或咖喱等香辛料。它们不仅可以丰富暖身汤的口感，还可以通过其刺激性味道促进血液循环。除了用在汤中，日常饮食也可搭配食用，例如炒面、炒米粉配辣椒酱，馄饨配胡椒粉，饺子配酸辣汤等。

酸辣汤

【材料】胡萝卜50克、竹笋30克、嫩豆腐1块、香菇30克、鸡蛋1个、豌豆20克、玉米粒20克、葱白1段，胡椒粉少许、土豆淀粉1小匙、白醋少许、细砂糖少许、酱油少许、橄榄油1大匙

【做法】

1. 胡萝卜、竹笋、嫩豆腐、香菇、葱白分别清洗干净后，切成细丝备用。
2. 锅内加适量橄榄油，放入胡萝卜丝、竹笋丝、葱白丝、香菇丝，煸炒出香味。
3. 在锅中加适量清水，烧开后下入嫩豆腐丝、豌豆、玉米粒。
4. 煮熟后，加少许盐调味，土豆淀粉加水调开淋入汤中。
5. 水沸后，将蛋打散倒入小漏勺，形成蛋花丝。
6. 加适量白醋、细砂糖、酱油、胡椒粉调味。
7. 用大火煮10秒后熄火，撒入葱花即成。

莲子百合桂圆汤

【材料】 莲子100克、百合20克、桂圆30克，蜂蜜适量

【做法】 1. 将莲子、百合洗净后用清水泡发。

2. 桂圆清洗干净后，沥干水分。

3. 汤锅中加适量清水煮沸，放入莲子、百合、桂圆同煮。

4. 以小火煮15分钟熄火，放至温凉后加入蜂蜜调味即可。

薯姜暖身糖

【材料】 红薯1个、生姜2大片、红糖1小匙

【做法】 1. 红薯洗净后去皮、切块，用清水浸泡，洗净淀粉。

2. 生姜洗净后切片备用。

3. 将红薯块、生姜、红糖入锅，加适量清水同煮。

4. 用大火煮沸后转小火，煮至红薯软烂即可。

恣意享受温润茶的风味

健康的生活方式人人向往，而喝茶作为一种传统的养生方式，一直深受人们的喜爱。如今，温润茶的风潮席卷全球，它把传统的饮茶养生进一步细化，将具有驱寒暖身功效的茶品单独划分了出来。这种健康又大众化的饮茶方式，受到广大消费者的推崇。

认识温润茶

茶的营养价值极高，其中对身体有益的物质多达三百余种，例如茶碱、粗纤维、胶质、维生素P，均是对人体有益的物质。喝茶有降低血甘油三酯、血胆固醇，及防止血管硬化的作用。而且，茶叶中的茶多酚是一种效果很好的抗氧化剂，能够发挥很好的护肤美容功效；茶叶中的单宁，除了具有解毒、止血、抗氧化作用外，还有一定的抗癌作用。

温润茶，是指红茶与花茶组合后的混合茶品。而之所以选择红茶为基础茶，是因为红茶是全发酵茶，性质温和，具有很好的暖胃功效，辅以不同类型的配茶，其效果自然是锦上添花。与之相比，绿茶虽然也有诸多保健功效，但属寒性，且含有更多的咖啡因，不适合体质偏寒的亚健康人群，所以不适合作为温润茶的基础茶。

解读温润茶的奥秘

温润茶的保健作用

早在18世纪，欧洲贵族身边不可或缺的作为其身份象征的器物之一便是盛满红茶的精致容器。可见，自几百年前起，饮用红茶这种性质温润的饮料已经成为一种文化。说到其魅力，不仅仅是它浑厚的味道，更多的是在于它的保健作用。

当我们消化不良时，温润茶可以帮助我们分解积存在胃里的食物；当我们因熬夜工作而身心俱疲时，温润茶可以帮我们摆脱疲劳。坚持饮用温润茶，不仅有助于身体出汗，排除体内毒素，还有神奇的瘦身功效。

此外，还有科学研究显示，每天喝温润茶或红茶茶水500毫升，有助于提高人体的思维能力，并能够大大降低心血管疾病的患病概率。不仅如此，温润茶或红茶含有比其他茶类更丰富的氟化物，长期饮用会使我们的牙齿更加坚硬、富有光泽。

温润茶的搭配乐趣

日常生活中，很多人对温润茶的认识还存在着这样一个误解：商店橱窗里令人眼花缭乱且价格不菲的茶具和西餐厅昂贵的茶品价格，使得很多人认为饮用温润茶是一种十分奢侈的事情，不仅准备起来过程复杂，成本也相对较高。但实际上，为自己、家人或朋友亲手准备一壶健康保健的温润茶是一件再简单不过的事情。只需一套普通的茶具，或一个自己心仪的马克杯，便能够轻松体会到温润茶的搭配乐趣与健康享受。唯一不可或缺的，便是你那份细腻的心和天马行空般的想象力。

只需一个简单的红茶包配以柠檬片，便能为我们补充每天所必需的维生素C；加入生姜片，就可化为一杯神奇的驱寒茶；倒入新鲜的牛奶，便成为一杯香浓奶茶。不仅如此，水果、花草茶也可以与红茶搭配组合成功效各异的温润茶。水果的清香、花草茶的芬芳，萦绕于茶香之中，会变得更加耐人寻味。

玫瑰茄红茶（洛神红茶）

【材料】 红茶包1个、洛神花5克、冰糖（或蜂蜜）少许

【做法】 1. 将洛神花用清水冲洗1遍。

2. 洛神花与红茶包一起放入茶壶，加适量清水煮沸。

3. 水开后再转小火煮5分钟。

4. 加少许冰糖或蜂蜜调味即可。

【功效】 洛神花又称玫瑰茄，具有消除疲劳、清热、解毒、去除油腻、降血压等功效。这款温润茶除了具有暖身功效外，对脸部水肿还有较好的改善作用。

【注意事项】 1. 如果采用的是直接冲泡法，要将准备好的红茶和洛神花焖泡5~8分钟，才能使洛神花香充分融入茶香中，以增加其保健功效及味觉享受。

2. 高温会破坏蜂蜜的营养成分，所以如果用蜂蜜调味，应等到茶水温度略低时再加入。

3. 玫瑰茄红茶适宜在饭后饮用，可帮助胃肠道消化。

桂花红茶

【材料】 红茶包1个、桂花3克

【做法】 1. 将两种材料放入茶壶内，加入约90℃的开水冲泡。

2. 加盖焖泡4~5分钟后即可饮用。

【功效】 美白肌肤、温中散寒、暖胃止痛、化痰散瘀。

【注意事项】 1. 在桂花红茶中可适当加入金萱茶。金萱茶具有清火的功效，其滋味甘醇滑润，并带有淡淡奶香，风味颇为独特，非常适合女性饮用。

2. 桂花不适合在温度过高的沸水中煮，否则其中的很多营养物质会流失。尤其配以金萱后，更适合使用冷泡法（用纯净水直接冲泡，但所需时间较长），不但营养物质保存完好，而且在炎炎夏日非常利于祛暑。

桂圆枸杞子茶

【材料】红茶包1个、桂圆6粒、枸杞子6粒、红糖适量

【做法】1. 桂圆、枸杞子洗净后用冷水浸泡约10分钟。

2. 锅中放1000毫升清水，加入茶包、桂圆和枸杞子，大火煮沸，再转入小火煮30分钟。

3. 熄火后，加入适量红糖调味即可。

【功效】桂圆是补血、补气的佳品，枸杞子对于保护肝脏、增强造血功能、提高免疫力、抗癌、保护子宫等均有帮助。红糖味甘，性温，是传统医学中健脾暖胃、活血化瘀的佳品。

【注意事项】很多款温润茶中都可以根据需要加入红糖。科学研究显示，红糖中的钙、铁含量比细砂糖高很多，同时还含有细砂糖中所没有的胡萝卜素、维生素B_2等，且口感不像细砂糖般甜腻。另外，红糖还含一些葡萄糖，极易被人体直接吸收，被世界各国视为驱寒佳品。因此，在调配温润茶时，应尽可能用红糖作为甜味剂调味。

玫瑰红茶

【材料】焙干的玫瑰花瓣10片、红茶包1个、蜂蜜少许。

【做法】1. 将红茶包与水加入锅中，以大火煮沸。

2. 熄火后加入焙干的玫瑰花瓣，焖30分钟。

3. 待温度适宜后加入蜂蜜调味即可。

【功效】玫瑰花茶中含丰富的维生素A、维生素C、维生素B、维生素E、维生素K及单宁酸，能改善内分泌，对消除疲劳和促进伤口愈合也有帮助。另外，它还具有调气血、促进血液循环、美容、调经、利尿、缓解胃肠痉挛、防皱纹、防冻伤、养颜美容等功效。

【注意事项】玫瑰红茶宜热饮，其中花的香味浓郁，闻之沁人心脾，可以有效放松神经。但在选择玫瑰花瓣时需特别注意，应先确定其为可食用级别的花瓣。

红枣养身茶

【材料】 红枣10粒、红糖适量、红茶包1个

【做法】 1. 将红枣洗净去核，放入沸水锅中煮烂，取汁备用。

2. 红茶包放入杯中，加入100毫升沸水冲泡，再加盖，焖约5分钟备用。

3. 将红枣汁倒入红茶中，加入红糖调味即可。

【功效】 能增强人体免疫力，补血补气，增强体力，保护肝脏，抗癌。

【注意事项】 1. 红枣皮具有很好的补血效果，所以在处理红枣时不宜去皮。

2. 红枣茶不宜用蜂蜜调味，因为蜂蜜的味道会盖过红枣的香气。

泡脚发汗保健康

传统中医理论早在两千年前就有“一年四季沐足：春天洗脚，开阳固脱；夏天洗脚，暑理可祛；秋天洗脚，肺润肠蠕；冬天洗脚，丹田湿灼”一说。现代科学研究显示，脚具有与各脏腑器官相对应的众多反射区。当用适当温度的热水泡脚时，反射区受到刺激，长期持续，可以促进人体血液循环、调理内分泌、增强人体器官功能及防病治病等。即使日常工作再忙碌，每天睡前也应尽量抽出一些时间泡脚，养成习惯。

中医提倡用每天热水泡脚的方法养生，其原理便是通过水的热量来刺激足底的众多穴位及小腿上的经脉，促使血液循环加快，从而增加脑的血液供应量。另外，水的热量会被人体直接吸收，有助于人体升温，增加出汗量，从而起到舒筋活络、排出体内垃圾的作用。另外，脚部离心脏最远，毛细血管极细，皮下脂肪少，保温性能差，是人体最凉的部位。所以，只有脚部暖起来，才能够让我们的身体真正暖起来。而泡脚发汗，无疑是一种安全、有益又简便的养生方式。

泡脚的水温要讲究

有人认为泡脚水的温度越高，凉得越慢，其养生效果越好。其实，40℃才是健康泡脚的最理想温度，泡脚时可以通过续水来保持水的温度。

水温过高会加重心脏负担

泡脚水的水温过高会使我们双脚中的众多血管过度膨胀，让体内的血液快速补充至下肢血管，进而导致上半身众多器官血液供应不足，这也是很多人高温泡脚时会头昏的主要原因之一。对于患有心脑血管疾病的人来说，高温泡脚还容易导致休克等危险情况。

水温过高会损伤皮肤

泡脚水的水温过高会破坏足部皮肤表面的皮脂膜，使皮肤变得格外干燥，甚至出现干裂等表现。另外，温度过高会破坏脚部汗腺，而出现短期内不能正常排汗的现象。

高温泡脚会影响儿童的发育

正在发育期的儿童应特别注意泡脚时的水温，如果长时间使用高温水泡脚，足底韧带会受热变形、松弛，十分不利于儿童的足弓发育，诱发扁平足。

糖尿病患者泡脚需谨慎

大多数糖尿病患者的足部末梢神经都已经发生病变，不能正常感知外界的温度，很可能在不自知的情况下将自己烫伤。故而，糖尿病患者在泡脚时需特别留意水温。

泡脚时间要合宜

在注意水温的同时，泡脚时间的控制也很重要，一般以15分钟左右为宜。

饭后半小时不宜泡脚

饭后半小时内，身体正在忙于消化刚刚摄入的各种食物，体内大部分血液流向了消化系统。如果此时用热水泡脚，本该流向消化系统的血液转而流向下肢，直接导致消化系统供血不足，十分不利于消化吸收。

切忌急于求成

泡脚是一种很好的养生方法，贵在坚持。尤其对寒性体质的人来说，想要通过这种健康、安全的方式改变体质，达到健康出汗的目的，更不是一朝一夕便能够实现的事情。

在泡脚时，人体的心跳、血液循环速度会比平时快，如果泡脚时间过长，会大大增加心脏负担，同时也会引起脑部血液供应不足。尤其是体质虚弱者和老年人，更应科学地控制泡脚时间，切忌急于求成。如果在泡脚过程中感到胸闷、气短、头晕，则应马上停止，平躺休息。

不要以出汗量作为效果的衡量标准

由于每个人的汗腺发育程度不同，泡脚时出汗量自然也就因人而异。所以，完全以汗量作为衡量泡脚效果的标准显然是不科学的。尤其是寒性体质的人，虽然刚开始泡脚可能并不能马上让身体温热出汗，但应努力养成泡脚的习惯，避免急功近利而使身体受到伤害。其实，如果额头有温热感，或背部有潮气渗出，就已经基本达到泡脚养生的目的。

及时补水

随着泡脚习惯的养成、体质的改善，大多数人在泡脚期间的出汗量也会有所增加。所以，泡脚前应根据个人情况适当补水，以免出现口渴症状，尽可能保证身体的正常新陈代谢。

盐味泡脚水

【功效1】盐水具有杀菌消毒的功效，长期使用盐水泡脚，可以有效防治脚气，并使脚部皮肤光滑细嫩。

【功效2】盐水泡脚可以有效地促进脚部的血液循环，有助于入睡、抗衰，如果能配以适当的揉搓、按摩，效果更佳。

【功效3】长期坚持用盐水泡脚，可以有效预防感冒等流行性疾病。

生姜泡脚水

【功效1】用生姜水泡脚可以有效扩张人体呼吸道黏膜的毛细血管，加快血液循环。

【功效2】在生姜水中加入白醋1小匙后泡脚，并坚持在每天睡前泡脚，具有很好的治疗失眠的功效。

【功效3】在生姜泡脚水中加入少量陈皮、薄荷，长期使用，有祛湿、暖脾胃的作用。

【功效4】经常站立者（如教师、警察等职业者）用生姜水泡脚，可增强腿部血液循环，使腿部的静脉血液及时回流心脏，缓解腿部静脉瘀血，进而起到预防下肢静脉曲张的作用。

酒香泡脚水

【功效1】在泡脚水中加入适量的白酒，可以更好地促进血液循环。

【功效2】白酒具有极强的杀菌功能，若能长期使用加入白酒的泡脚水泡脚，有很好的去脚臭功效。

【功效3】每天睡前都用酒香泡脚水泡脚，可以有效地促进睡眠。若能再配合足部6个基本反射区（即肾上腺、肾、输尿管、膀胱、腹腔神经丛、脾反射区）的按摩，效果更佳。

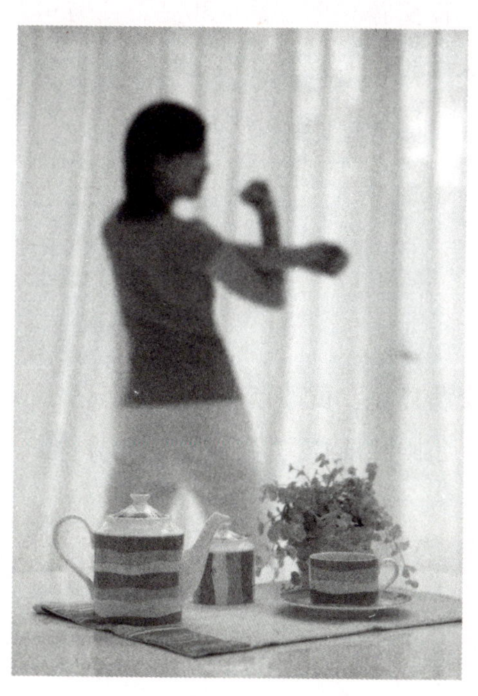

泡脚养生由来已久，乃广泛流传的养生方法之一。这种养生方法最简单的做法是用温热水泡脚，如果能将药材按照一定处方配合起来煎成药液来泡双脚，还能起到预防和治疗疾病的作用。

高血压方

【剂量】罗布麻叶30克、夜交藤30克、签草30克、牡蛎30克、白芍30克、珍珠母30克、吴茱萸30克

【用法】煎水泡洗双脚，一日2次，每次30分钟。

失眠方

【剂量】磁石30克、夜交藤15克、黄芩15克、菊花15克

【用法】煎水泡洗双脚，每晚睡前1次，每次20～30分钟。

脚跟骨刺方

【剂量】樟木30克、苏木20克、大黄20克、乌药20克、连翘20克、红花10克、黑矾50克、陈醋200克

【用法】煎水泡洗患脚，一日2次，每次30分钟。每剂药可连用3日，使用时重新加热即可。

脚踝关节炎方

【剂量】透骨草30克、寻骨风30克、白毛藤30克、独活15克、乳香10克、没药10克、血竭10克、老鹳草20克、黄蒿20克

【用法】煎水熏洗双脚，一日2次，每次30分钟。每剂药可连用3日，使用时重新加热即可。

感冒方

【剂量】清水或盐水适量

【用法】水加热到50℃，倒入深盆，水深至膝盖处最佳。保持水温，泡洗，至头和脸部出现微汗时为止。

急性结膜炎方

【剂量】干菊花100克

【用法】煎水泡洗双脚，一日2次，每次30分钟。

眼红流泪方

【剂量】夏枯草50克、桑叶50克、白菊花20克、刺蒺藜20克

【用法】煎水熏泡双脚，一日2次，每次30分钟。

暖身澡的秘密

洗澡对于每个人来说，最基本的作用是保持身体卫生。随着生活、工作的节奏不断加快，日常生活中人们最常用的洗澡方式是方便又省时的淋浴。但淋浴一般时间较短，只能够对身体表面的皮肤产生一定的刺激，内里的肌肉和脏器并不能通过淋浴获得热能。而且，淋浴后皮肤紧绷，身体处于相对亢奋状态，并不能起到舒缓身心的作用。所以，通常情况下，淋浴更适合早起时进行，它能够很快地帮我们获得饱满的精神状态，从而更好地投入一天的工作、学习中。

暖身澡则刚好相反，它的目的在于帮助消除疲劳、放松身心。暖身澡能够使身体内部充分吸收热能，达到使血脉通畅的作用。科学研究表明，运动后身体在温水中浸泡5分钟，肌肉中的乳酸平均会减少30毫克，能够更好地消除身体疲劳。因而，在日常生活中，暖身澡更适合在休闲或睡前进行。

另外，现代人患上许多疾病的根本原因都是缺乏运动、身体新陈代谢缓慢、毒素在体内堆积过多。尤其是待在空调房里的上班族们，一年四季处于恒温环境中，身体血液循环很差，体温调节能力也很差。而暖身澡的作用，就是帮助我们提高身体的温度，促进血液循环，促进汗液分泌，进而帮助身体排毒、改善寒性体质。

如何洗暖身澡

提到泡澡，自然离不开泡澡水。水温是洗暖身澡的一个关键所在。根据温度细分，暖身澡可具体地分为热水浴和温水浴两种。

热水浴

热水浴的水温一般控制在40℃左右，即用手试温，略感微烫。时间以10~15分钟为宜。

◎ 功效

- 跟淋浴相比，热水浴可以更有效、更深入、更温和地清洁皮肤。
- 热水浴温度相对较高，可以更好、更快地促进末梢血液循环，增强身体的新陈代谢及免疫能力。
- 对神经痛、风湿性关节炎等疾病有一定的热疗作用。

◎ 注意事项

- 热水浴出汗量相对较大，应注意浴前补充水分。
- 对于皮肤较薄的人来说，因为水温过高极有可能伤害脆弱的皮肤，所以在温度的选择上应以舒适为主，不要刻意追求高温。
- 热水浴的水温需严格控制，不要超过42℃，否则全身的毛细血管过度扩张，大量血液流至体表血管，使心、脑等器官处于缺血状态，极易引发意外。尤其患有高血压病、冠状动脉粥样硬化性心脏病（以下简称“冠心病”）等疾病者，应格外注意。

· 冬季泡热水浴的时间不宜过长，否则极易发生胸闷、气急、头晕，甚至晕厥等洗澡“中暑”的情况。

温水浴

温水浴的水温一般控制在36℃左右，即以手试温，无感或略感温热，时间以20～30分钟为宜。

◎ 功效

· 温水浴的水温较温和，泡澡的时间也相对较长，能充分刺激副交感神经，有效达到放松身心的作用。

· 温水浴的镇静效果比其他洗澡方式更好，对高血压病、神经衰弱、失眠、皮肤痒等有一定的辅助治疗作用。

· 温水浴的清洁效果较好，同时还能够有效地为皮肤补水。

◎ 注意事项

· 温水浴时间较长，室内要保持通风，避免缺氧。

· 夏季温度较高，应尽量避免温水浴水温过高，否则很可能加重体内的“暑气”。

· 温水浴时间较长，应注意水温的控制，适当增加热水，避免水凉引起感冒。

多样化的泡澡

在泡暖身澡的同时，如果能够有针对性地配合使用一些精油，不但是一种很好的享受方式，而且还能让泡澡的效果事半功倍。

❁减压的精油配方：甜橙精油4滴、薰衣草精油4滴和洋甘菊精油2滴。

❁舒缓肌肉的精油配方：鹿蹄草精油3滴、鼠尾草精油3滴和迷迭香精油3滴。

❁促进血液循环的精油配方：松针精油3滴、鹿蹄草精油2滴、薰衣草精油3滴。

❁杀菌健肤的精油配方：洋甘菊精油5滴和茶树精油3滴。

◎注意事项：

因为精油很难溶于水，所以使用之前要先将精油充分稀释，常用的方法有：

- 将精油在容器中调配好，再倒入适量鲜奶稀释。
- 将调配好的精油与泡泡浴的浴液充分搅拌均匀，再倒入水中。
- 将精油倒入适量的基础油中稀释后使用。
- 将调配好的精油倒入50克食盐中，待精油溶解后使用。

音乐的配合

为了使身心得到更好的放松，可以在泡暖身澡前先播放一张自己喜欢的CD，以舒缓、柔和的纯音乐为宜。当然，也可根据个人爱好选择曲调柔美的经典歌曲。

熏香的配合

如果不习惯在泡澡水中添加精油，也可以在泡澡时点上具有舒缓神经作用的熏香，同样有一定的养疗功效，而且让泡澡的过程更浪漫温馨，非常适合热爱生活的女性们。

泡暖身澡前要先清洗身体

许多人认为泡澡就是在水中泡着洗澡，其实不然。泡暖身澡的目的在于改善体质，清洁功效反而在其次。在泡暖身澡的过程中应尽量避免搓洗，尤其在身体较脏的情况下，应先清洗身体再泡暖身澡。原因有二：①泡澡时皮肤充满水分，完全放松，如果搓洗，过程中会把表层皮肤和污垢一起搓掉，擦干后才发现皮肤已经受伤。②泡澡时，清洗身体的脏水很容易使体质较差的女性患上妇科疾病。化了妆的女性，要注意清理好妆容后再泡澡。

入水时要循序渐进

泡暖身澡时，入水应循序渐进，让身体由下至上逐渐适应水温及水压。

对于健康人群来说，全身没入水中泡暖身澡可以有效地放松全身肌肉，但也要注意观察自身的感受，以身体舒适为宜。当一个健康的成年人入水，水没至肩膀时，全身承受的水压在4900牛左右，心脏和肺部会有一定的不适感。若泡澡时间较长，应尽量避免全身入水。

对于自身健康状况欠佳的人群，入水仅至浮肋处为佳，避开心、肺部，以减少身体的压力。需要注意的是，露出水面部分的身体要擦干并注意保暖（比如可以披一条干爽的浴巾），切勿为了保持室内温度而关紧门窗，以免因室内缺氧而引发意外。

泡完暖身澡要及时保养

泡过暖身澡后，身体的毛孔完全张开，皮肤吸收了充足的水分。此时是全身皮肤保养的最佳时机，护肤品以补水、保湿、滋养型为主。

男性也不可忽略此步骤，否则张开的毛孔很可能会更快地释放皮肤内的水分，使皮肤变得更加干燥。

除了外部保养，内部滋养也不可缺少。在泡暖身澡的过程中，身体会损失大量的水分。即使泡澡前补充了一些，泡澡后的补充也必不可少。泡澡后一杯具有滋养效果的花草茶无疑是最佳的选择，至于使用哪些种类的花草，可根据自身情况来定。

泡澡暖身有哪些禁忌

过度劳累后不宜马上泡暖身澡

无论是过度的脑力劳动还是体力劳动后，都应先稍事休息再泡暖身澡，否则会造成脑部血液供应不足，极易发生晕厥。

有低血压的人不宜泡暖身澡

暖身澡水温相对较高，会使身体血管扩张，低血压患者本身血压较低，泡澡时很容易出现血液供应不足而引起虚脱等症状。

酒醉后不宜泡暖身澡

饮酒后泡澡，身体内储存的，糖原会被大量消耗，而同时酒精（乙醇）又会抑制肝脏的正常生理活动，阻止葡萄糖的供给，极易引发头晕、休克等症状，严重时甚至可能危及生命。

饭后不宜立刻泡暖身澡

泡澡时全身血管扩张，本应流向消化系统的血液被“夺走”，很容易造成消化系统功能紊乱。

安全出浴

泡过暖身澡后应稍事休息，待体力恢复、热汗散发，再离开浴室。

来一次完美的日光浴

日光浴兴起于20世纪中期的西方国家，代表着当时的一种日晒文化。随着时代的变迁及社会的发展，日光浴已被越来越多的人当做一种潮流，古铜色的皮肤也被认为是一种时尚及身份的象征。对于健康而言，日光浴能够有效提高身体免疫力，对防治慢性病也有一定的功效。

日光浴的保健功能

古铜色的皮肤已经成为时下年轻人追求的时尚潮流，皮肤在接受日光浴后，其所生成的黑色素还能吸收更多的日光辐射，使之转化为热能、温暖身体，并促进汗腺的分泌。另外，日光还是一种天然无害的“消毒剂”，身体表面的一些有害微生物被日光照射过后，会失去活力。

具体来说，在日光浴中，日光对人体的保健作用主要来源于其中三种不同波长的光——红外线、可见光、紫外线。这三种不同的光对人体产生的具体养疗功效也不尽相同。

红外线

红外线的波长在760纳米以上，肉眼不能看到。它可以通过温敷人体表皮，使受照射的部位温度升高，从而产生扩张血管、加快血流、改善血液循环等作用，对改善寒冷体质有很好的效果。

可见光

可见光的波长在400～760纳米之间，可以被肉眼看到，也就是我们平时见到的阳光。它可以通过视觉和皮肤的双重刺激，达到振奋心情、舒缓心情的作用，这也是我们在看到外面阳光明媚便觉得心情舒畅的原因。

紫外线

紫外线的波长在180～400纳米之间，不能被肉眼看到。它可以将人体内的7-脱氢固醇转变为维生素D，对利用钙、磷等人体必需元素有积极的促进作用，对佝偻病和骨软化症等病症有着一定的防治功效。另外，紫外线还有加强血液循环和淋巴循环的作用，能促进身体的新陈代谢。

如何正确进行日光浴

根据简繁程度，可将日光浴分为日常日光浴和专门日光浴两种，生活中可以根据个人习惯酌情选择。

日常日光浴

【时间】每次5～10分钟，可每日进行一次。

【地点】自己家的露台、花园、社区公园等光线较好、空气清新的地方。

【方法】

· 根据季节选择合适的服装。

· 对裸露在外的皮肤做好清洁工作，防止汗腺堵塞而引起皮肤不适。

· 对皮肤进行基础保养。

· 因日光浴时间较短，可选择防晒系数相对较低的防晒品，否则过于厚重的防晒品也会影响皮肤对光线的吸收。

· 在公共环境中进行时，可选择闭目坐于长椅上，或在日光中慢慢散步。在私人环境中进行时，可平躺于躺椅上，适时翻转身体。

· 日光浴后，应仔细清洁皮肤，避免室外的灰尘、产生的汗水及防晒品残留在上面。

【适宜者】长期室内工作者、婴幼儿、老年人。

专门日光浴

【时间】每次20分钟，频率以休假时间为准。

【地点】自己家的露台、花园，社区公园等光线较好、空气清新的地方。

【方法】

· 穿着泳衣等便于进行全身日光浴的服装。

· 对裸露在外的皮肤做好清洁工作，防止汗腺堵塞而引起皮肤不适。

· 对皮肤进行基础保养，以补水保湿为主。可在涂抹补水乳液后再擦一层天然橄榄油，它能与皮脂膜共同形成锁水保护膜。另外，它还能够有效地防止皮肤产生色斑、皱纹和晒斑。

· 专门日光浴时间较长，在选择防晒品时，应以防晒指数较高的产品为宜，否则过分充裕的阳光很可能使皮肤被晒伤。

· 平躺于躺椅或沙滩上，适时翻转身体，避免皮肤颜色不均，影响美观。

· 长时间日光浴时要注意补水，避免出汗过多而使身体缺水。

· 日光浴后，应仔细清洁皮肤，避免相对厚重的防晒品残留而堵塞毛孔，对皮肤造成伤害。

· 日光浴后可适量使用晒后修复乳霜，它能够最大限度地保证日光浴过程的安全性。

· 在结束几天的日光浴度假后，可进行一次体膜修复工作。应根据个人肤质选择刺激性较小，且有一定“去死皮”效果的护肤霜。

【适宜者】忙碌，只有假期才有时间做日光浴的人群。

【注意事项】

· 夏季进行日光浴时应特别注意防中暑和防日射病。当气温高于30℃，或阳光过于灼热时，应适时选择佩戴草帽及墨镜以保护头部和眼部。

· 冬季早晚温差较大，日光浴前后应注意增减衣物，以防感冒。

· 易出血体质、心脏病、尿毒症、活动期肺结核患者不适合进行日光浴。

· 患有热调节障碍、闭汗症、日射病、日光性皮炎、结膜炎、白内障者，不能进行日光浴。

· 日光浴过程中，切忌入睡，否则容易晒伤。

· 在进行日光浴时，如有恶心、眩晕等症状，应马上到阴凉处休息，在下次日光浴时也要适当缩短时间。

· 若日光浴后出现疲劳、失眠、食欲缺乏等现象，应注意补充身体水分，休息几日后再进行日光浴。

· 日光浴时切忌看书、看杂志等，否则很容易对眼睛造成严重的伤害。

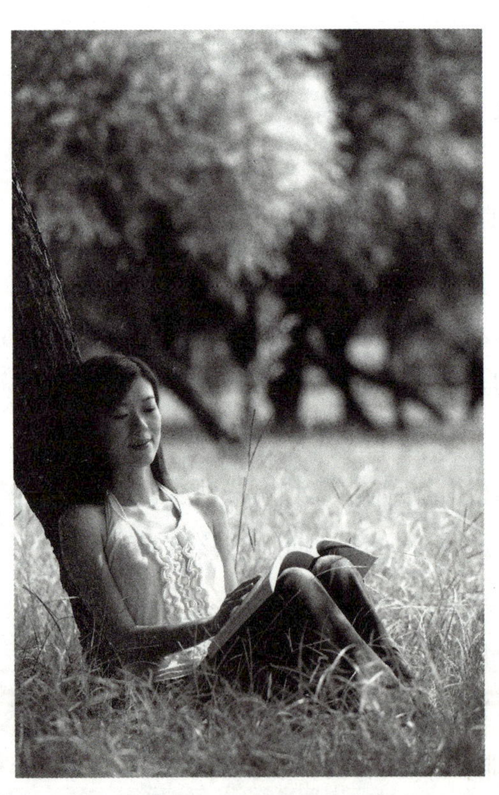

完美日光浴的最佳伴侣——空气浴、冷水浴

日光浴后配合空气浴有助于强身健体，配合冷水浴有助于紧致肌肤，所以空气浴和冷水浴是日光浴的最佳伴侣。那么，怎样进行空气浴和冷水浴呢?

空气浴

空气浴是一种利用空气的温度、湿度和阳光的散射等物理因素对身体进行锻炼的方法。它通过提高身体适应能力，来实现强身健体的目的。

方法

空气浴一般在清晨太阳升起时进行，地点以林间或田野为宜，也可以在家附近的公园或私人庭院里。

进行空气浴时，浴者可以根据不同季节选择适宜的穿着，尽可能多地将皮肤暴露于空气中。同时，结合散步、健身操等休闲运动，充分调动身心。

注意事项

（1）进行空气浴时，要根据当天的天气情况、个人耐寒程度等因素灵活掌握衣着，以运动时不寒战为宜。

（2）如遇恶劣天气，可暂停空气浴，或改在室内进行，但要保持室内通风状况良好。

（3）空气浴宜长期有规律地坚持，尽量不要无故中断。

（4）体弱儿童和疾病患者不宜进行空气浴。

冷水浴

冷水浴是一种利用低温水对身体进行刺激的锻炼方法，它通过提高身体对寒冷刺激的耐受能力而达到强身健体的目的。

方法

日光浴后，可根据个人身体状况选择进行一定温度的冷水浴。

人体对温度的感知，从35℃开始即会产生冷感。在刚开始冷水浴时，温度不宜太低，可从35℃开始，待身体耐受这个温度后再逐渐降温，最低不要超过20℃。

对于初次尝试冷水浴者，可从擦浴开始，即用冷水擦拭身体，时间以3～5分钟为宜。以后逐渐增加，待适应后，可将擦浴改为淋浴，最久不得超过15分钟。

注意事项

（1）皮肤对冷水敏感的人不宜进行冷水浴。

（2）高血压、冠心病、风湿性关节疾病等的患者不宜进行冷水浴。

（3）体质虚弱者、醉酒者、经期女性均不宜进行冷水浴。

（4）开始冷水浴后，应逐渐养成习惯。只有长期坚持，才能发挥较好的效果。

（5）剧烈运动后不宜马上进行冷水浴，应待到呼吸正常、汗气退尽后再开始。

（6）饭后不宜马上进行冷水浴。

（7）进行冷水浴前，应先做一些暖身运动，以防肌肉抽搐。

（8）坚持冷水浴期间，应注意观察自身变化，如出现失眠、食欲缺乏等不适症状，应暂停冷水浴。

第四章

科学养生，“动”出健康汗

从养生的角度来看，运动可以合理控制身体排汗排毒，有强身健体、增强身体抗病能力的作用。

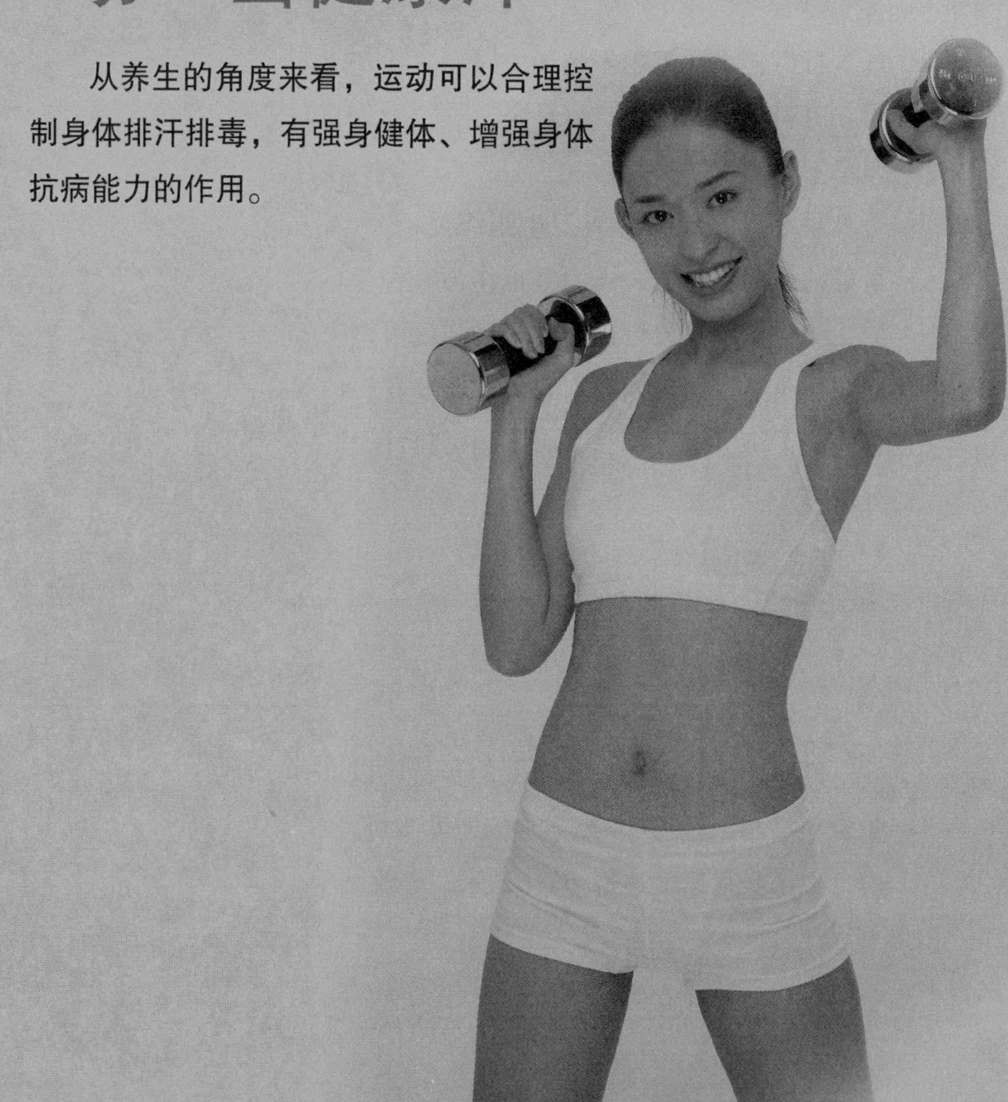

健走——老少皆宜的安全排汗运动

近些年，健走以其安全性高、操作简单、可控性强、效果良好等特点，逐渐被越来越多的人接受，成为大众运动出汗的首选项目。有科学研究显示，每日坚持走一万步的人，患心脑血管疾病的概率下降60%。

早在1992年，世界卫生组织便已明确指出：步行，是世界上最好的运动项目之一。而健走作为一种步行健身项目，不受环境制约，十分简单；可行性强，运动强度可以灵活掌握；安全性高，排汗量可灵活控制。同时，它还不需要花费大量的金钱，可谓是老少皆宜的锻炼方式。那么，除了运动排汗，健走还能带给身体哪些益处呢？

健走，走出健康

强健心脏

有科学研究显示，长时间的步行可以增加心脏每搏输出量。测量资料显示，以每小时5千米的速度步行，心跳可增加至每分钟100次，如果步行速度达每小时6千米，心跳就可增加至每分钟110次。

放松神经

健走其实是一种“静中有动，动中有静”的养生健身方式，能够有效地放松神经。有研究显示，当人们烦躁或焦虑时，以轻快的节奏步行15分钟，即可缓解紧张的情绪。

调整新陈代谢

健走是预防糖尿病的有效措施之一。众所周知，糖尿病是一种代谢性疾病，若想有效预防，就要积极调整身体的新陈代谢。以中老年人为例，当以每小时3千米的速度步行1.5～2个小时后，其身体的代谢率可以提高48%左右。糖尿病患者一天步行量超过4小时，其血糖可降至60ml/dl。

提高用脑效率

在户外新鲜的空气中步行，可以使大脑思维变得清晰，还有助于消除疲劳，提高大脑工作效率。科学研究发现，一周散步3次（每次1个小时），坚持4个月后，人的反应速度、视觉灵敏程度和记忆力可有不同程度提高。

强健肌肉

健走能提高人体肌肉纤维弹性，强健肌肉组织，促进血液循环。当步行的频率和呼吸频率吻合时，身体各器官都会处于自由舒展的状态。并且，步行能够锻炼大腿、小腿及脚等部位的肌肉，帮助塑造身体的优美线条。

如何健走

健走的正确姿势

健走，并不是简单的走路。许多人步行时习惯驼着背或低着头，以这样的姿势进行健走，不但会使我们腰酸背痛，而且不能达到任何养生效果。所以，进行健走时，正确的姿势十分重要。

正确的健走姿势应当是——挺胸抬头；上身挺直，脊柱呈自然状态；双肩向外伸展；轻微收腹；放松髋部；行走时脚跟要很踏实地落地。另外，若想使健走的效果更好，除了注意走路姿势，还应当注意以下几点：

- **抬头时，耳垂与肩膀呈一条与地面垂直的直线。**
- **行走时眼睛直视前方180厘米处。**
- **在行走过程中，应做到吸气鼓腹，呼气收腹。**
- **摆臂时，注意放松手臂。**

健走运动的方法

◎ 坡度健走

坡度健走（例如：爬楼梯、爬山等）相比于平地健走会多消耗50%左右的热量，是健走中强度比较大的一种。

◎ 变速健走

当行走的速度达到每小时7.5千米，其运动强度与慢跑几乎相同。加速行走1～2分钟，然后变化为中速或慢速行走5分钟，这样快慢交替行走既能缓解高速健走带来的过度疲劳，又可以有效促进人体新陈代谢。

◎ 摆臂健走

健走过程中，肘关节弯曲使手臂呈90°角，以肩部为轴做摆臂运动。这种健走的方式可以加强锻炼手臂肌肉，增加出汗量。需注意的是，手臂摆幅不要过大，否则如果伸展过度就很难控制摆动频率，不利于进行长时间健走。

◎ 逆行健走

这是一种较为流行的健走方法，即倒退健走，在平地或楼梯上均可进行。相比于其他类型的健走，逆行健走能使腰椎、膝关节周围的韧带、肌肉等得到更好的锻炼。但需要注意的是，逆行健走危险指数较高，平地进行时应选择人流较少的时段及场地；在楼梯上进行时切忌急于求成，避免速度过快发生危险。

健走前的准备动作

很多人认为健走是一种强度较弱的运动项目，因此常常忽略运动前的准备活动。实际上，这种做法是错误且不安全的。因为健走时，全身的肌肉都会得到运用，所以一旦准备活动做得不充分，很有可能引起肌肉拉伤。

◎ 头部热身

头部向右侧肩膀倾斜，再反向左，接着向前，然后向后，依次进行。完成后，做绕颈运动，先顺时针绕一周，再逆时针进行。

◎ 肩部热身

双手搭肩，以肩关节为圆心，先向前做一周绕肩运动，再反方向进行。

◎ 腰部热身

以前俯后仰动作为开始，以腰部为轴，分别做左右侧弯运动。完成后，放松身体，以腰部为轴分别做左、右侧转。

◎ 臀部热身

立正站好，左脚向后迈半步，右腿微微弯曲，将重心放在左侧臀部，保持十秒。右腿伸直，恢复直立状态，收左腿立正站好。再以右脚向后迈半步，反向进行。

◎ 腿部热身

双手扶住支撑物（墙壁、椅背等）站好，双腿屈膝，以其中一腿向前伸展，保持10秒。在体侧画半圆向后伸展，保持10秒。收腿，直立。再次双腿屈膝，另一条腿反向做相同的动作。

◎ 跟腱热身

跟腱是连接小腿和脚跟的肌腱，也是健走过程中安全隐患最大的部位。此部位在热身时，先平坐在椅子上，双腿前伸，用双手撑于双腿两侧。脚尖向上抬起至极限，保持10秒钟，放松。可反复多次进行。

汗流轻身

健走，不可不知的细节

（1）健走的时间应逐渐增加，避免开始阶段因过量运动而引起身体不适。可从每次20分钟开始，身体适应后再增加5～10分钟，以此类推，直至每次运动可持续1小时。

（2）健走开始时以能够坚持20分钟的速度为宜，之后可视身体适应情况逐渐增加，忌急于求成。

（3）健走的整体强度（时间、步伐、类型选择等）应以身体能够承受、略感疲劳为宜。这样不但可以有效提高身体整体素质，而且还可以有效地控制出汗量，尽可能避免运动危险。

（4）进行健走时应尽量避开空气质量较差的地段。运动时肺活量增加，若运动环境空气较差，汽车尾气、粉尘等污染物就更容易进入体内，引起头晕、恶心等症状，不利于健康。

（5）若日常工作繁忙，没有时间专门进行锻炼，可采用积累法，尽可能增加每天的步行时间，例如少坐1层电梯、步行上楼等。

冬季健走小攻略

对于室外运动项目，冬季无疑是一个比较特殊的季节。一些人认为冬季应该是“偷懒”的季节；一些人没有掌握正确的冬季运动方法，每次运动后都会感冒……由此可见，想要在冬季健康地运动，还是要讲究方法的。

（1）冬季室内外温差较大，运动前要充分热身。相比于其他季节，可以延长热身时间，以避免肌肉拉伤或抽搐。

（2）冬季户外路面可能会比较湿滑，健走时应保持小步中速，避免摔倒，出现意外伤害。

（3）冬季户外运动的出汗量比夏季少，所以很多人只重视夏季运动的补水，而忽略了冬季运动的补水。实际上，冬季空气相对干燥，加之运动出汗，身体也会丢失大量水分。所以，建议冬季健走时随身携带一个保温运动水壶，根据出汗量随时补水。

（4）冬季健走的衣物选择要以保暖为首要前提，出门时可多穿几件衣服，运动过程中根据具体情况适当增减衣物。贴身衣物应当选择排汗性较好的类型，避免汗沾湿了衣物而引起感冒。

（5）健走的时间长，所以冬季进行时要特别注意手、脚、耳、鼻等部位的保暖，避免冻伤。尤其在下雪时，最好佩戴风镜来保护眼睛。

骑车排汗很简单

自从机动车代替自行车成为人类的主要交通工具后，我们的手臂、双肩、大腿、小腿等部位便失去了许多的锻炼机会，但随着健康知识的普及，自行车再次逐渐进入人们的生活，并以其环保、低碳、健康的特点，逐渐被越来越多的人所接受。

骑车好处多

强化血管，减缓衰老

有科学研究显示，自行车运动是预防心脏病的好方式之一。它可以有效促进腿部运动，推动血液流动，把血液带回心脏，有增强全身血管健康的功效和延缓身体衰老的作用。

减肥塑形

有资料显示，以75千克体重的微胖型运动者为例，运动者以每小时15千米的速度，骑行120千米时，可减轻体重0.5千克。并且，在减肥的同时，骑车运动还能通过对身体各部位肌肉的综合锻炼，帮助我们塑造一个比例匀称的优美身段。

选择适合自己的科学骑车方式

慢速骑

慢速骑行时，心率一般不会超过自身心率最大值的65%。选择慢速骑行，目的在于降低能量消耗，延长运动时间。当骑行持续时间超过20分钟，单位时间里体内脂肪的消耗量会逐渐增加，十分适合减肥、塑身者。

快速骑

快速骑时的心率一般能达到自身心率最大值的85%以上。快速骑行时，全身肌肉（尤其是腿部肌肉）主要进行无氧运动。虽然运动时产生的大量乳酸会使运动者感到不适，且运动后疲劳恢复时间较长，但它是一种十分有效的肌肉训练。

中速骑

中速骑行时，我们的心率一般能达到自身心率最大值的65%～85%。中速骑行时，身体进行有氧运动，不但有利于身体各部位综合能力的发展，而且这种骑行速度是心肺功能训练的最佳速度。

变速骑

调节自行车运动模式，可以实现上坡、下坡等骑行状态，能够在提高双腿力量、耐力等综合能力的同时，有效预防腿部骨骼疾病的发生。而且，变速骑兼具心肺功能锻炼、减肥塑身等功能，可根据不同时期，有针对性地选择实际操作方式，不但大大增强了运动效果，而且让运动过程充满了新鲜感和趣味性，十分适合初学者及腿部力量较弱的人。

初学者的注意事项

建议初学者在运动前一定要在教练的帮助下，将自行车调节到适合自己的高度，否则勉强使用的话，很可能在运动过程中对自己的身体造成伤害，例如：

车座过低

会在运动中过度屈曲膝盖，给胫骨带来额外压力。

车座过高

会在运动中过度拉伸腿部，很容易引起跟腱炎症及后侧膝盖疼痛等问题。同时，车座过高还会增加臀部压力，产生严重的酸痛感。

车座过前

会影响骨盆的角度，使腰部所受压力增加，造成腰部和臀部的不适。

车座过后

需要用力拉伸腿部才能踩动踏板，很容易引起腿后肌群拉伤、跟腱炎症和腰部疼痛。

车把过低

会使身体重心在手臂和肩膀上，这样会使手臂在运动时产生刺痛、麻木等不适感，长期下来会使腕管综合征的症状加重。

车把过高

会间接导致身体在运动时过于僵直，在这种姿势下，我们被迫增加下踩力度，使踩动的循环性受到影响，而导致训练效果被削弱。

调节呼吸

若想使骑车运动效果发挥到极致，就要掌握正确的腹式呼吸（吸气时向外扩张腹部，呼气时向内收缩腹部）。因为腹式呼吸时，腹部肌肉存在紧张与松弛交替的状态，局部肌肉内的毛细血管也同时收缩和舒张，可以有效促进血液循环，为组织细胞增加氧气供给。在运动中使用腹式呼吸，能够更好地促进代谢物排出，并对全身器官组织产生很好的调节作用，同时还可以大大增强肺部功能。

服装选择

运动时的服装可以选择弹性良好的棉质运动服。鞋子应以绑带的运动鞋为宜。

禁忌动作

◎ 负重骑车

人体肌群进行负重训练只有在稳定状态下才能得到锻炼效果，所以骑车时，身体负重训练不会有任何健身效果，而且还有很大的安全隐患。

◎ 单手骑车

即便是在健身俱乐部中，单手骑车也十分不安全。尤其骑行速度较快的情况下，很容易因身体失去平衡而跌落下来，使身体受到严重伤害。

◎ 脚趾朝下

骑车时脚趾过度朝下很容易引起脚部麻木。踩踏时，应尽量做到双脚与地面平行，脚掌踏于脚踏板的正中位置。

◎ 无阻力骑车

根据个人情况调节运动阻力，从而增加或减少运动量，但切勿进行无阻力骑行训练，因为它不但没有任何训练效果，而且在车轮高转速时还极易发生意外。

骑车，不能忽略的细节

骑车姿势

错误的骑车姿势不但影响锻炼效果，而且可能给身体造成极大的损害，例如外八字、驼背等。正确的姿势是：身体稍微前倾，两臂自然伸直，腹部收紧，大腿与车的横梁所在平面平行，膝、髋关节保持协调。

蹬踏动作

很多不太了解骑车运动的人都会认为，骑行时的蹬踏是只用脚使劲向下踩踏板即可。其实不然，这种错误的方法不仅浪费体力，还可能因用力过度造成腿部受伤。正确的蹬踏分为踩、拉、提、推四个连贯的动作。首先脚掌向下踩，接着小腿向后收缩回拉，再向上提，最后向前推。

骑行频率

对于刚接触自行车的人来说，速度是许多人追求的首要目标。但实际上，突然的大量运动对身体的伤害极大，甚至可能造成膝关节积液等严重问题。初学者的正确频率：每分钟蹬踏次数控制在60~80次，每次骑行开始最好有20分钟的低速热身期，达到身体微微出汗即可。

热瑜伽——塑身、排汗的完美结合

当今瑜伽运动深受养生爱好者喜爱，而由其衍生的热瑜伽，更迅速成为上班族的新宠。也许恰好就是这种“高温”高效的特点，热瑜伽才受到了都市人的喜爱。热瑜伽，也叫做热力瑜伽，是指在38~40℃的高温环境中，练习一套专属的十六式瑜伽动作。

热瑜伽的功效

- 促进血液循环。
- 排解压力，调节个人情绪，改善失眠。
- 平衡人体饮食及调节内分泌。
- 刺激淋巴系统，促进排毒。
- 增强身体柔韧性。
- 增强心肺功能。
- 消耗体内多余脂肪。

练习热瑜伽时注意事项

（1）热瑜伽的初学者，应在瑜伽教练的指导下进行练习，避免因动作错误而发生危险。

（2）服装可以选择专门的瑜伽服，也可以用布料透气性、弹性良好的衣服代替。

（3）练习前的2小时内不要进食，否则在运动过程中很可能出现由脑部、心脏缺氧而引起的头晕、恶心、心率过快等。

（4）初学者刚刚练习时，可能会出现一时难以适应的状况，因为这个温度会给循环和呼吸系统带来很大的压力。因此产生的头晕反应属于正常，此时需躺下稍做休息。

（5）热瑜伽保留了原始哈达瑜伽的十六式动作，并按照人体肌肉、韧带、肌腱的特点重新科学地编排牵拉、加热的顺序。在练习时应该严格按照教练指导的顺序进行，否则很难达到最佳的健身效果。

（6）练习过程中应仔细听从教练指导，体会动作与呼吸间的配合关系。这将有助于练习者在高温的环境中保持平和心态，坚持做下去。

（7）练习时要始终用鼻子呼吸，这样不仅可以滤去“高温”环境中的有害细菌，还可以使自己更安定。

（8）热瑜伽一般练习10分钟左右就会排出大量汗液，所以在练习过程中要听从教练安排，补充足够的水分。最好饮用富含矿物质和电解质的运动饮料。

（9）因为冬天室内外温差可能较大，运动者在室外运动时很容易感冒，所以运动后要注意保暖。

（10）练习结束后至少休息20分钟再洗澡，以防止运动中完全放松下来的肌肉和关节变得僵硬。

（11）初学者练习时出汗过多，当出现脱水、恶心、乏力、腹痛等症状时，需马上停止练习，外出透气；若几次训练后仍没有好转，就应停止练习。

（12）患有重感冒、肾病、糖尿病、心脏病、严重眼耳疾病和高血压病的人不适合练习热瑜伽。

打造属于自己的私人热瑜伽馆

如何在家中打造一个属于自己的热瑜伽馆，这是困扰许多热瑜伽爱好者的一个问题。相比于公共瑜伽馆，私人空间显得更加干净、舒适。如果你也喜欢热瑜伽，就跟我一起来为自己量身定做一个属于自己的私人热瑜伽馆吧！

地点的选择

地点的选择上，以安静、有足够空间伸展身体为首要条件，另外需要地面平整。需要注意的是，练习空间不要过大，否则不利于控制温度。

温度的提高

在家中可以选择暖风机来达到热瑜伽对于温度的要求，一般控制在40℃左右即可。另外，还要注意湿度的调节，环境干燥的情况下需适当使用加湿器。

镜子的要求

镜子的大小，以能够看到自己的所有动作为宜。

瑜伽垫

瑜伽垫一般选择厚度在0.6厘米的垫子，在地面较硬的情况下，厚一些的垫子可以在运动中更好地保护膝、背、颈等部位。

练习时注意事项

◎ 保持通风

热瑜伽运动对空气质量要求较高，所以在控制温度的同时还要保证室内通风良好。这不仅是为了确保良好的运动效果，也是为了使运动过程更加安全、健康。

◎ 热身运动

运动之前，应先进行一些小幅度的拉伸，防止在运动中发生肌肉、韧带拉伤。

◎ 切忌急于求成

虽然温度较高时，身体的柔韧性较常温下更好，但还是有一些急于求成的练习者因为过度练习，造成肌肉拉伤。因此，在练习时一定不要因勉强拉伸而使身体受伤。

居家养生瑜伽十六式

盘坐（呼吸）→侧弯→前弯

1

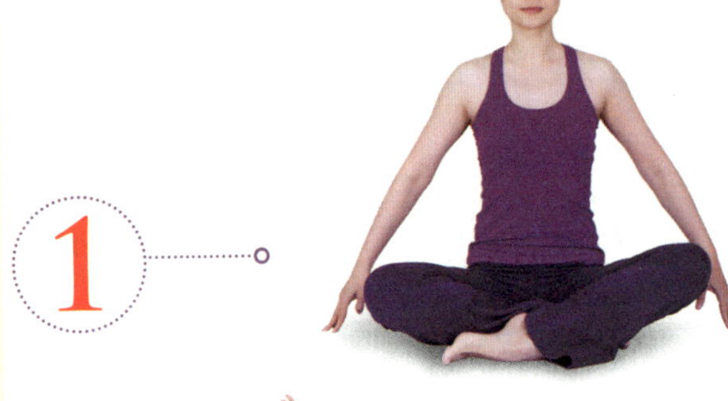

◀盘坐，右脚放在贴近身体的里侧，左脚包在外面；两手放在身体两侧，挺直背，拉升脊柱，深呼吸5～10次。

2

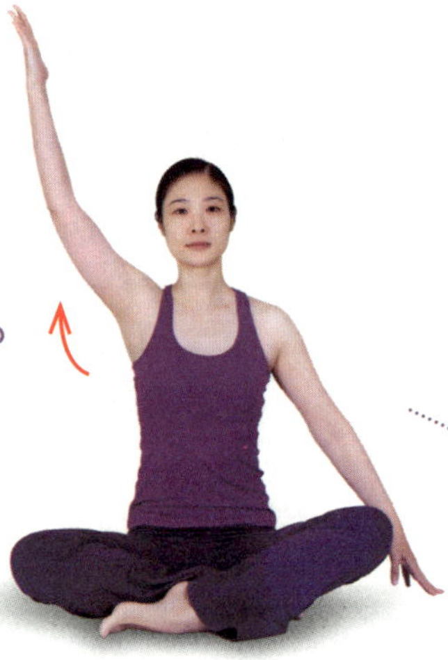

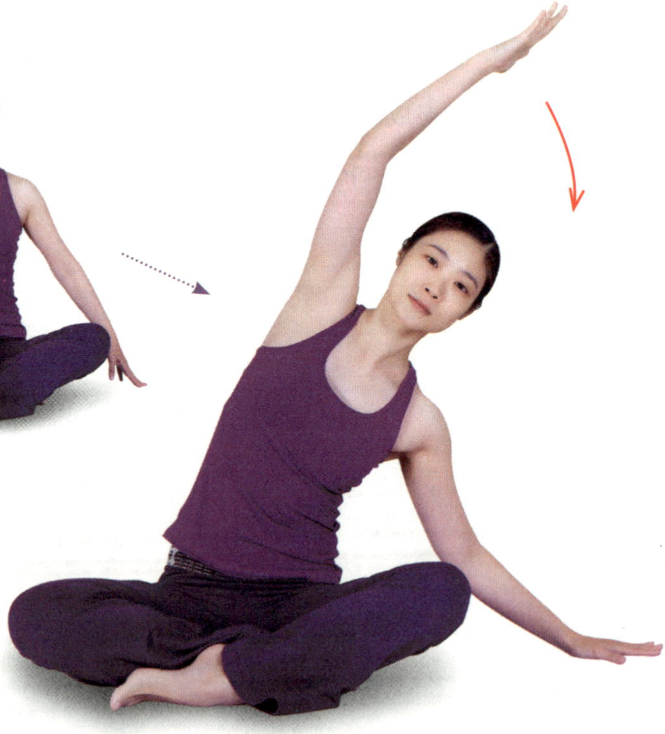

▶右手上举，吸气并停留1秒，上身向左侧弯时吐气，保持这个动作并同时做3～5次呼吸，恢复动作①，再换另一侧做同样的动作。

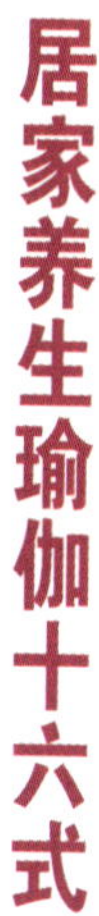

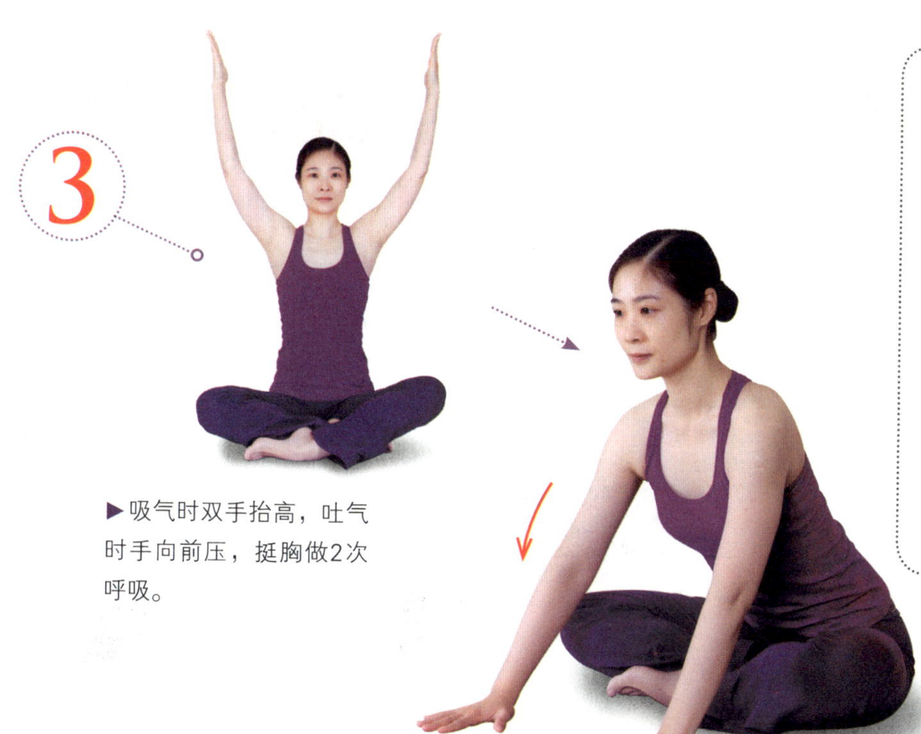

▶吸气时双手抬高，吐气时手向前压，挺胸做2次呼吸。

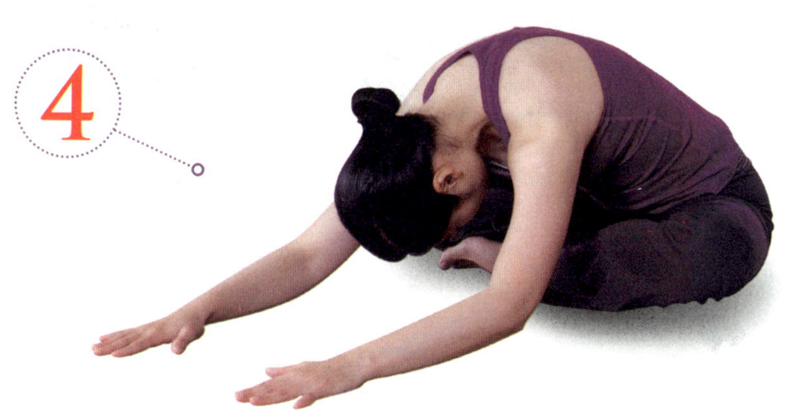

▲向前伸展腰背臀部的肌肉，腹部靠近大腿，保持这个动作并做3～5次呼吸，回到动作①，重复做这组动作2次。

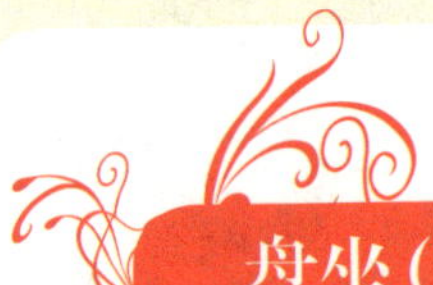

盘坐（呼吸）扭转前弯

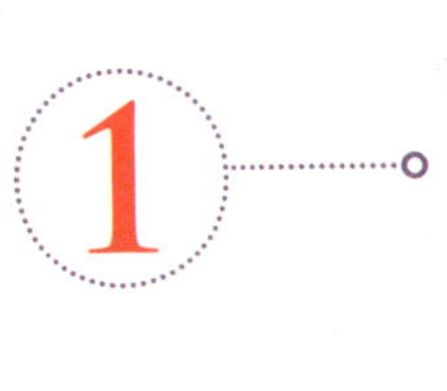

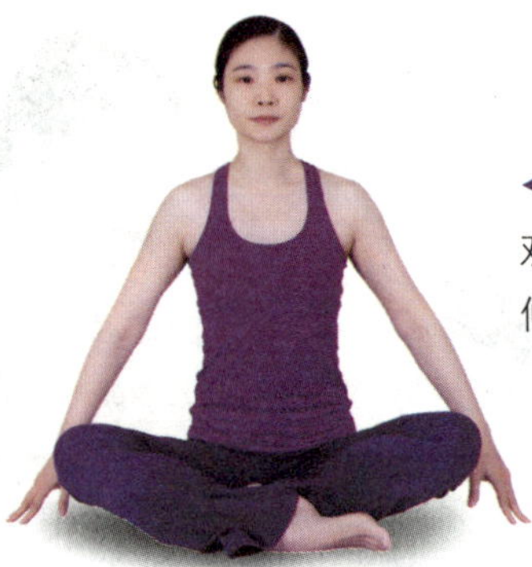

◀盘坐，左脚在内，右脚在外；双手放在身体两侧，挺直背，拉伸脊柱，深呼吸5～10次。

▶左手放在右膝盖上，右手放在腰部后侧，扭转腰部，尽力向一侧转，并同时深呼吸3～5次。

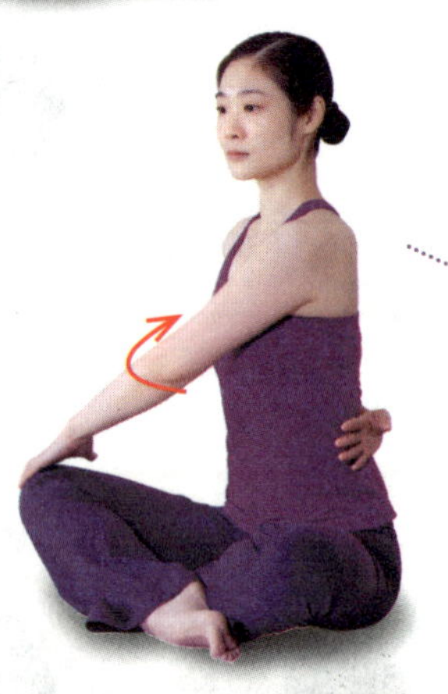

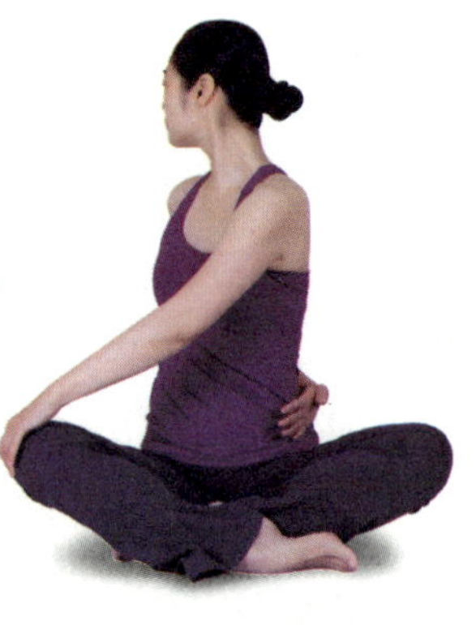

3

◀回到正前方，换另一侧动作。

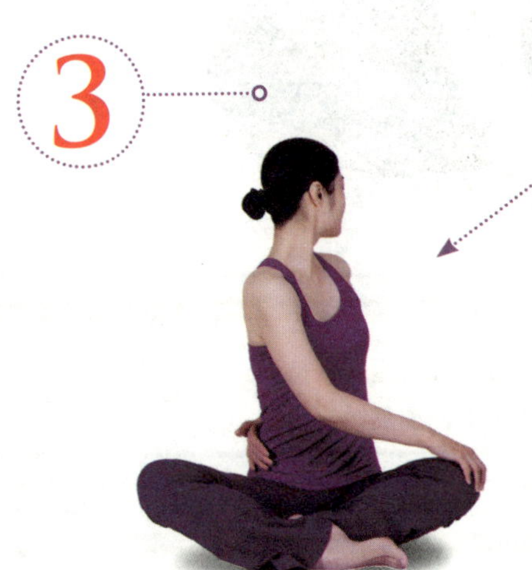

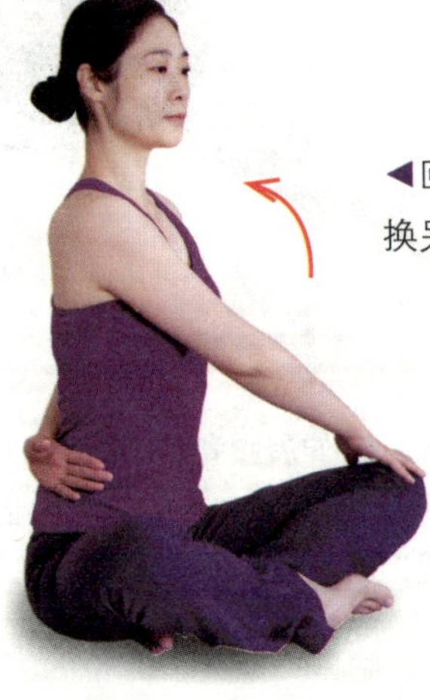

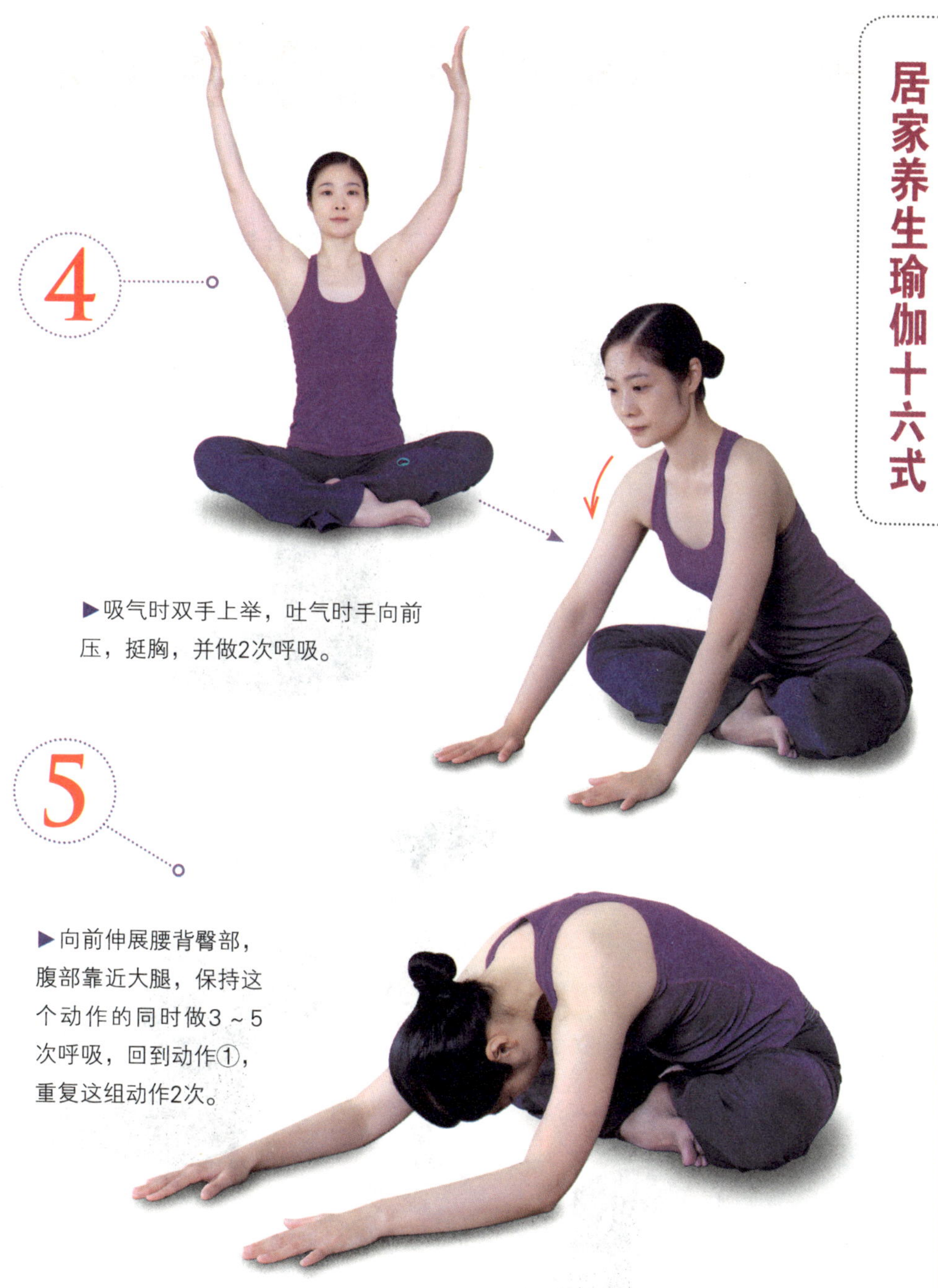

4

▶吸气时双手上举，吐气时手向前压，挺胸，并做2次呼吸。

5

▶向前伸展腰背臀部，腹部靠近大腿，保持这个动作的同时做3～5次呼吸，回到动作①，重复这组动作2次。

猫式

1

▼两手掌心位在肩膀正下方，膝盖位于髋关节正下方。

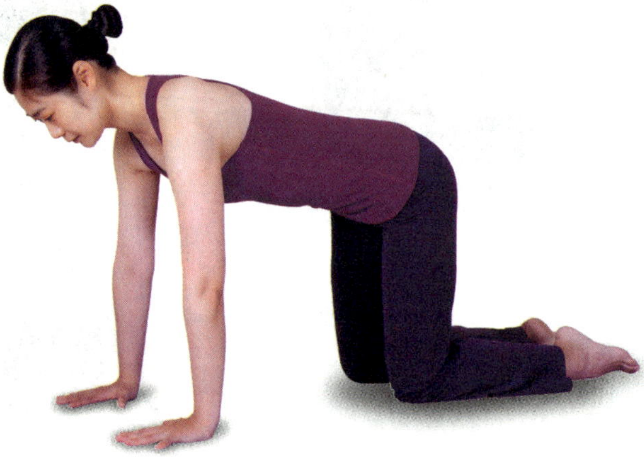

2

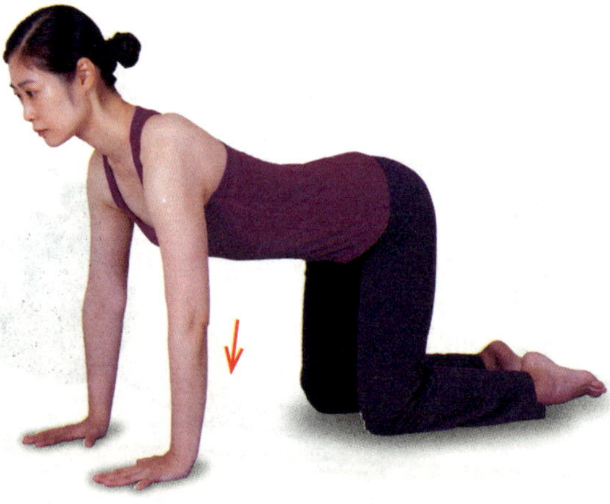

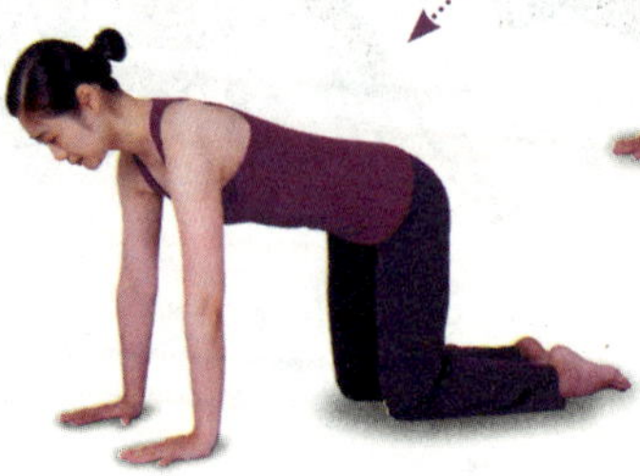

◀吸气时头抬高，挺胸，同时臀部向后翘起。

3

▶吸气准备，吐气拱背，背部向上推，腹部向后收，连续做这组动作10～20次。

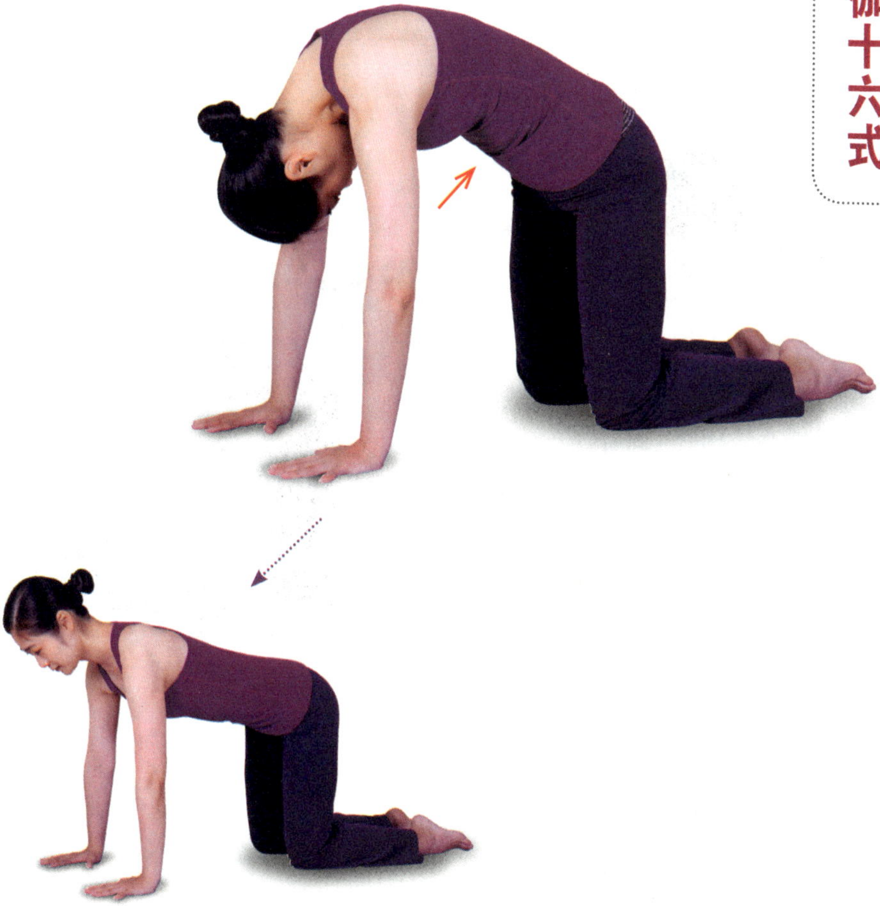

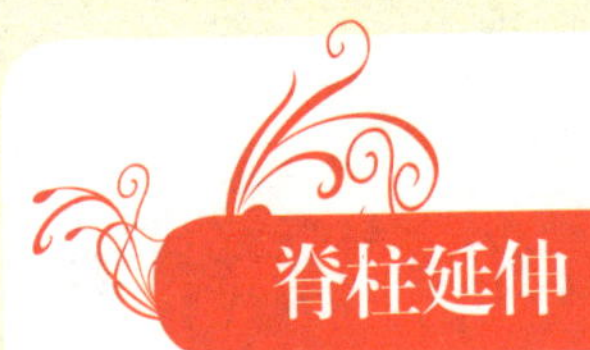

脊柱延伸

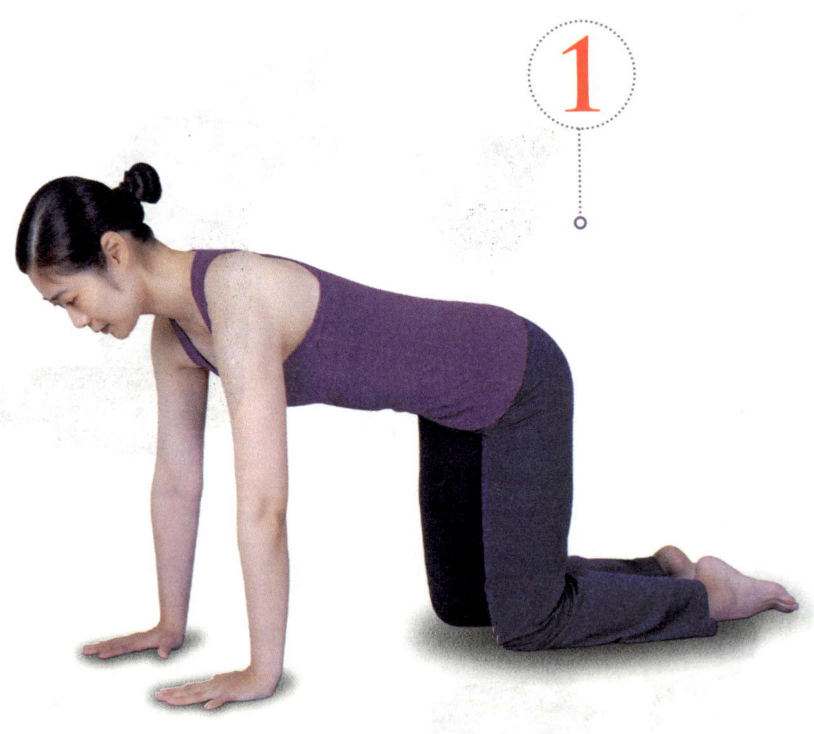

▲两手掌心位于两侧肩膀正下方，两侧膝盖位于两侧髋关节正下方。

2

▼吸气预备，吐气时右脚向后伸直，维持骨盆与身体呈一条直线，想象有人从你的后方拉直你的腿。

3

▼将左手向前伸，停留5秒后，回到动作①，换别一侧练习，重复动作10次。

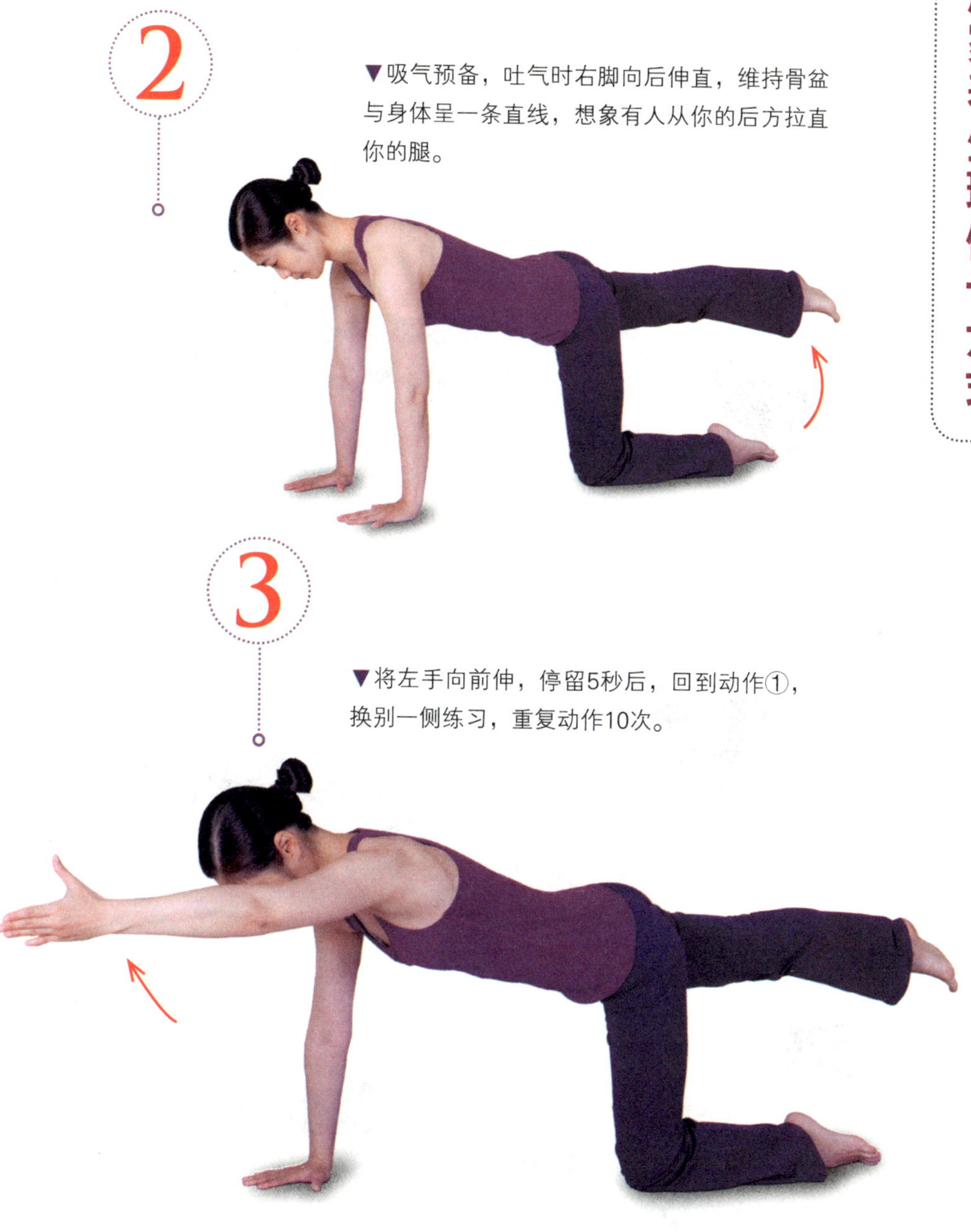

眼镜蛇

1

▼身体趴卧在地板上，双臂在身体两侧弯曲，手掌贴地，吸气。

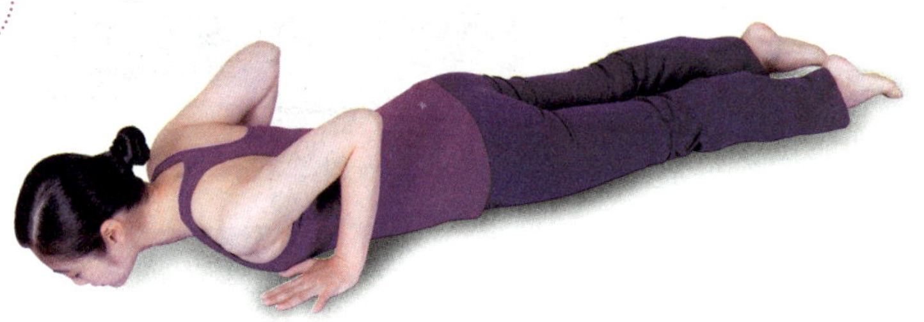

2

▼吐气时胸部向上打开，下腹部收紧，双腿慢慢向上抬，臀部夹紧，让颈椎伸展，保持这个动作的同时做3～5次呼吸。

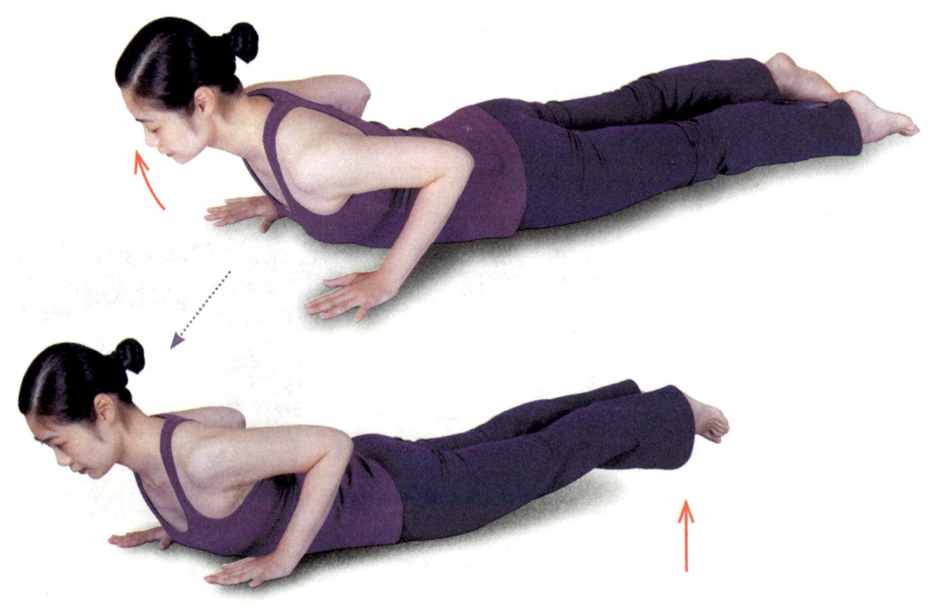

▶慢慢将身体放下，回到动作①，重复做5次。

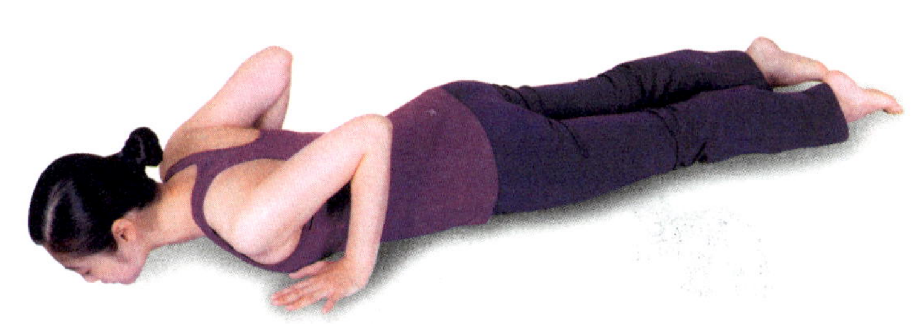

错误动作

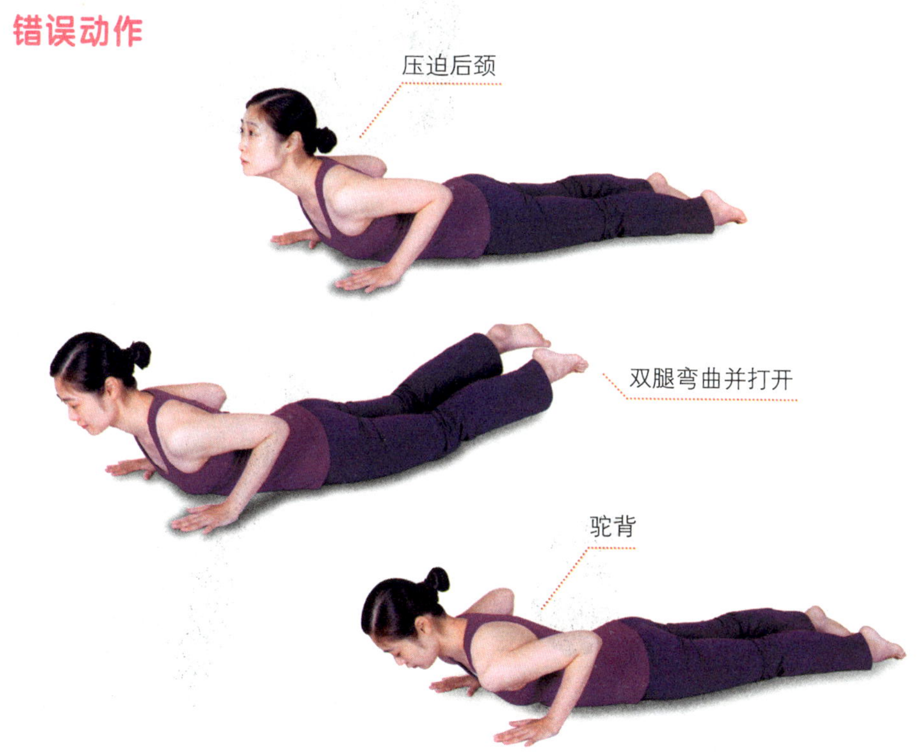

下犬式

1

▼猫式预备动作。

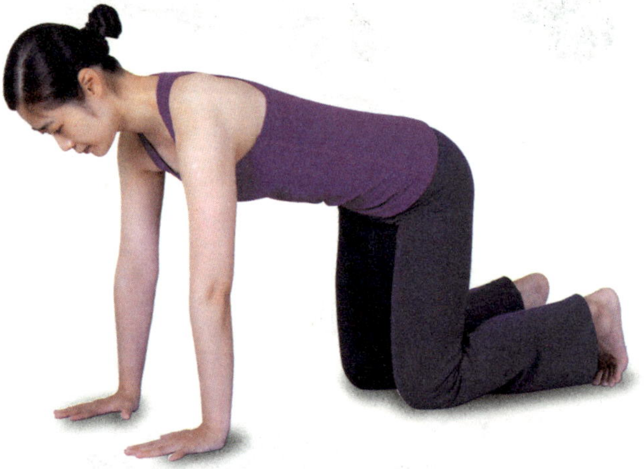

2

▶先用脚尖踩地，再将膝盖离地，背部向下压，颈椎伸展，头放在双臂之间，臀部抬高，双脚平行踩地，保持这个动作的同时做5次呼吸。

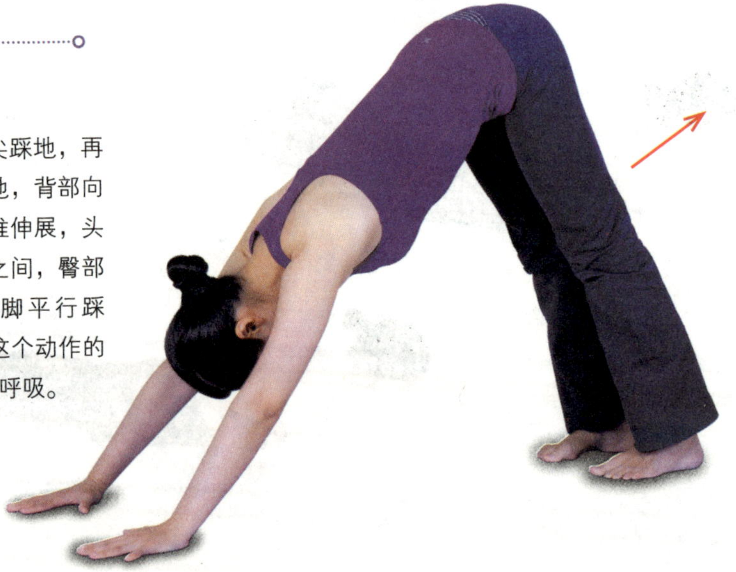

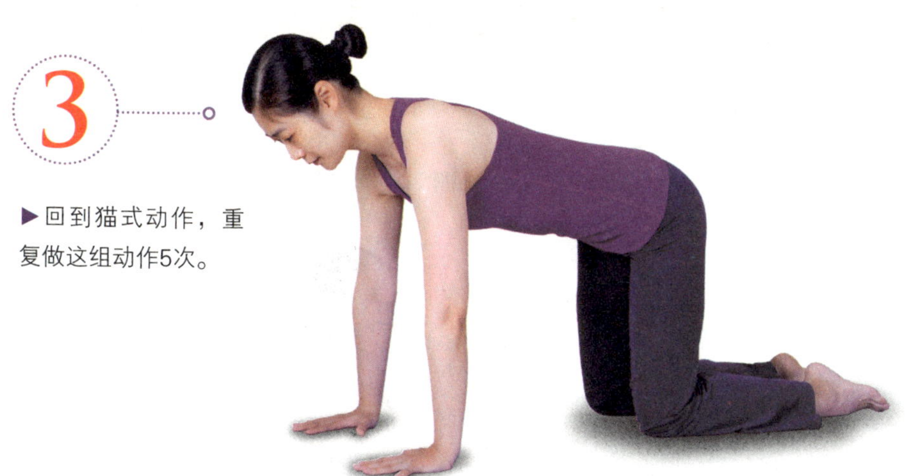

▶回到猫式动作，重复做这组动作5次。

替换动作

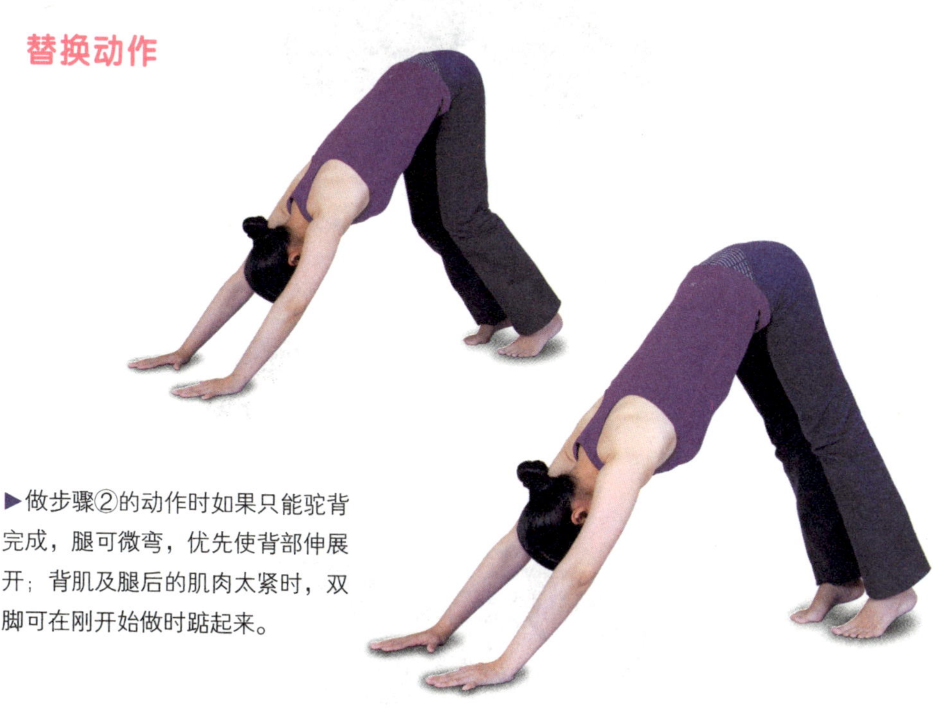

▶做步骤②的动作时如果只能驼背完成，腿可微弯，优先使背部伸展开；背肌及腿后的肌肉太紧时，双脚可在刚开始做时踮起来。

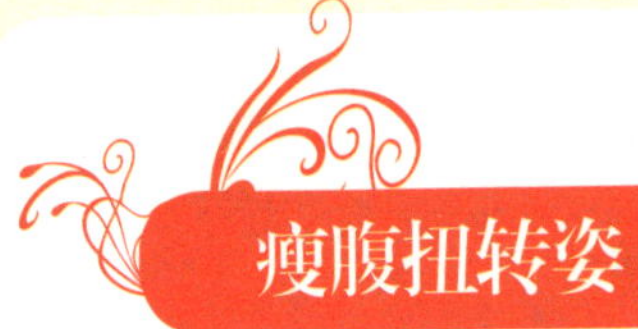

瘦腹扭转姿

1

▼坐在地板上，双腿屈膝，脚掌踩在地板上，双手放在胸前，抬起与肩齐。

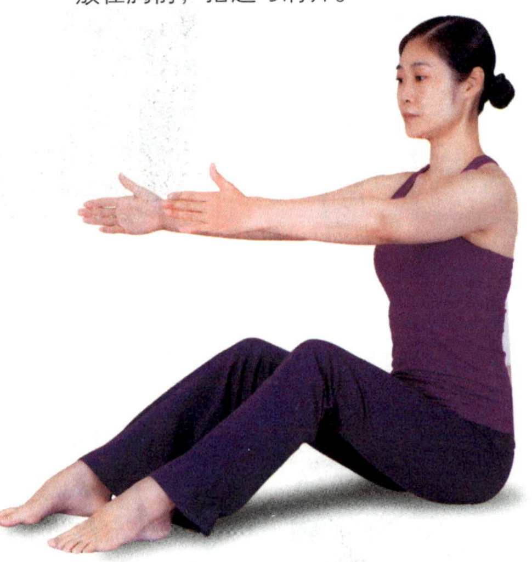

2

▼身体向后倾斜至腹肌可以承受的角度，肩膀放松，下腹部收紧，吸气。

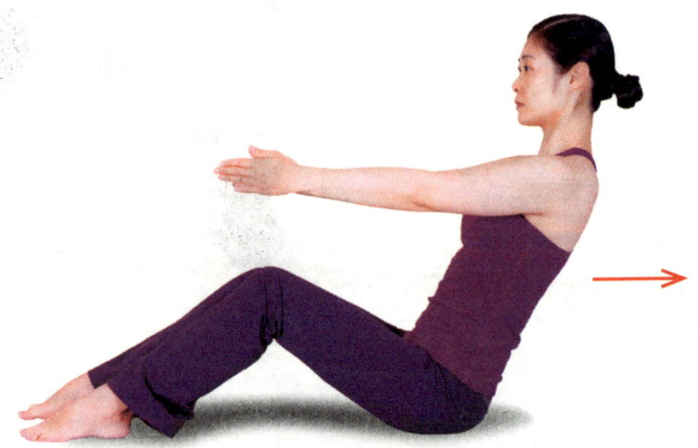

▼吐气的同时右手肘向后弯曲，眼睛向右手肘的方向看。

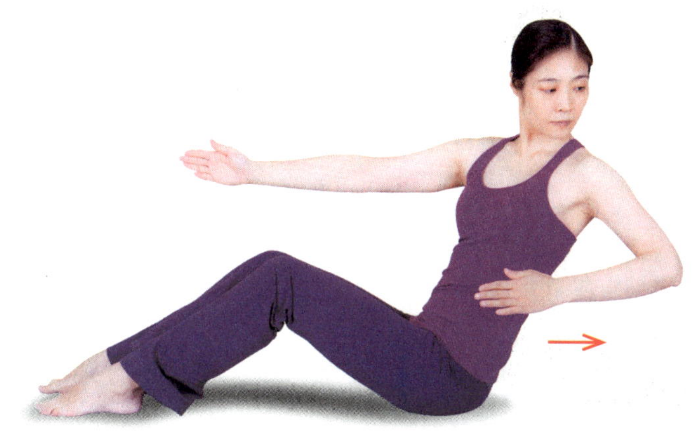

▼吸气，回到初始动作，换另一侧做同样的动作，重复这组动作5次。

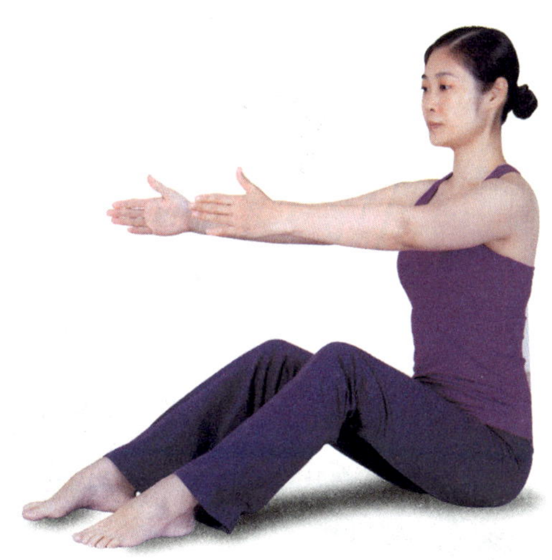

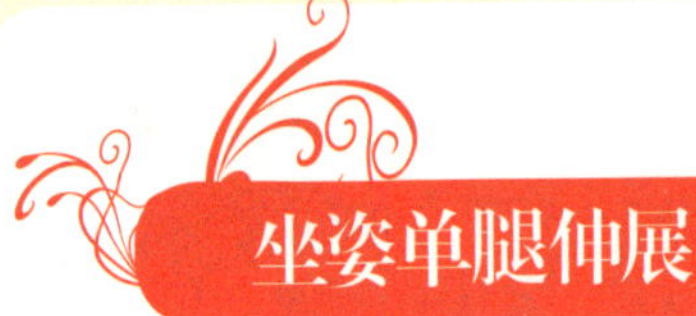

坐姿单腿伸展

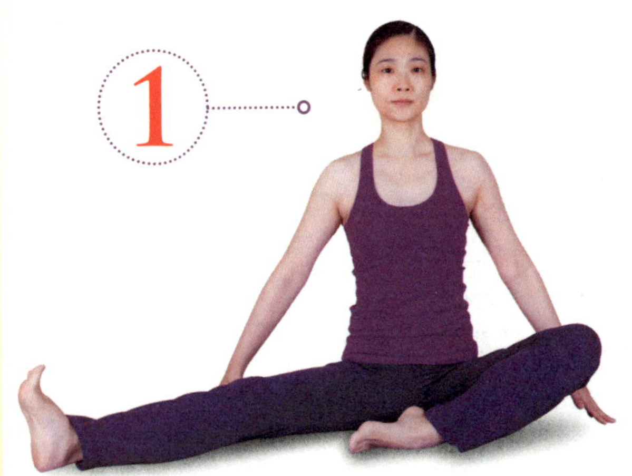

▶右腿伸直，左腿屈膝，靠近身体，双手放在身体两侧。

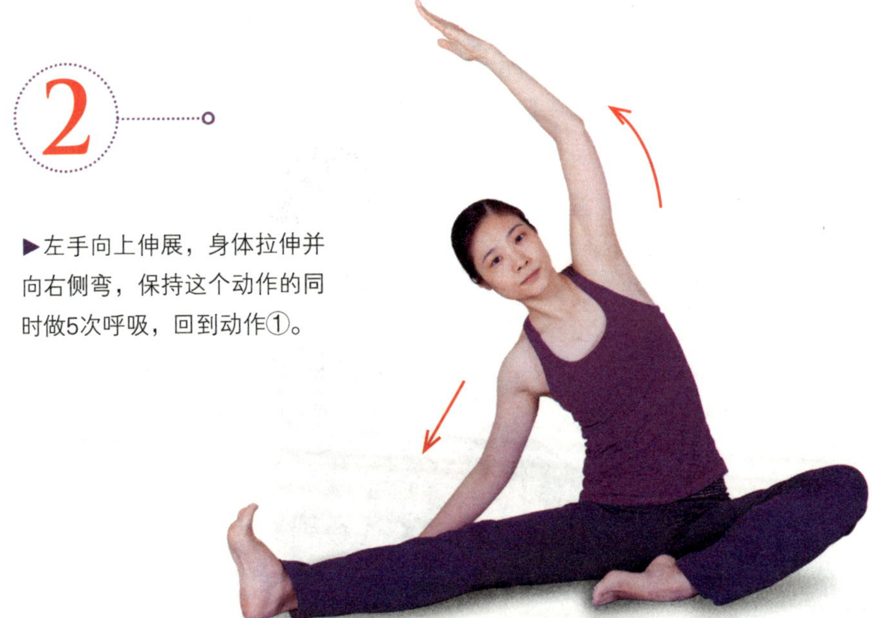

▶左手向上伸展，身体拉伸并向右侧弯，保持这个动作的同时做5次呼吸，回到动作①。

3

▶腰部向右扭转，身体面向右大腿，两手放在右腿两侧，挺胸。

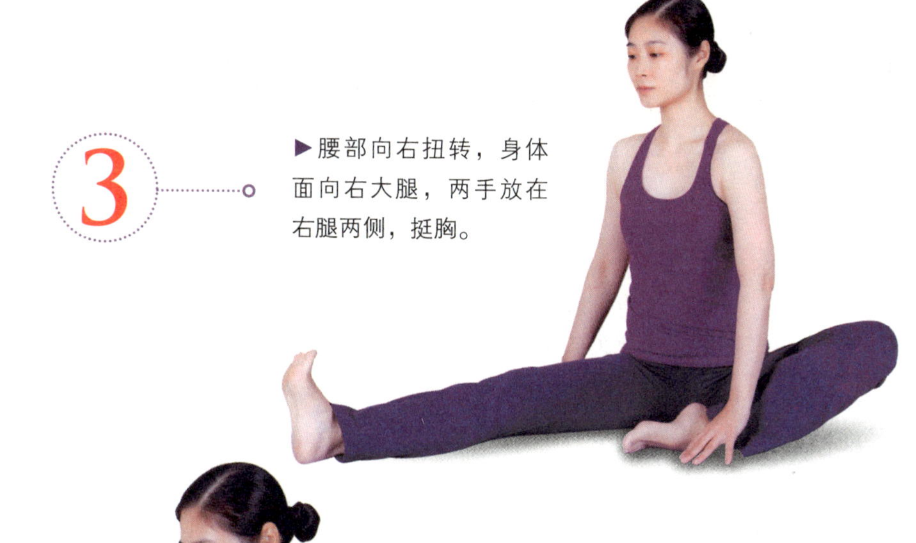

4

◀吸气时向上拉伸脊背，吐气时身体前倾，从腹部开始靠近大腿，至后背及大腿内侧有拉伸感。保持这个动作的同时做5次呼吸。

5

▶回到动作①，换另一侧练习，重复这组动作5次。

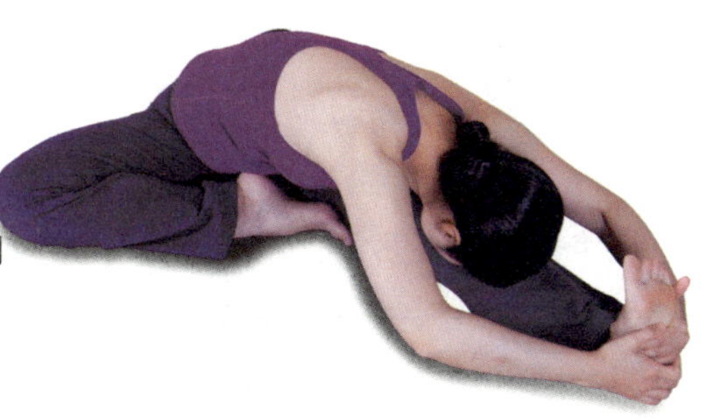

骨盆卷起

1

▼身体仰躺，双腿屈膝，脚掌平贴地面，双脚打开与髋关节同宽，双手贴地，放身体两侧，吸气，吐气时腹部收紧，让腰部平贴地面。

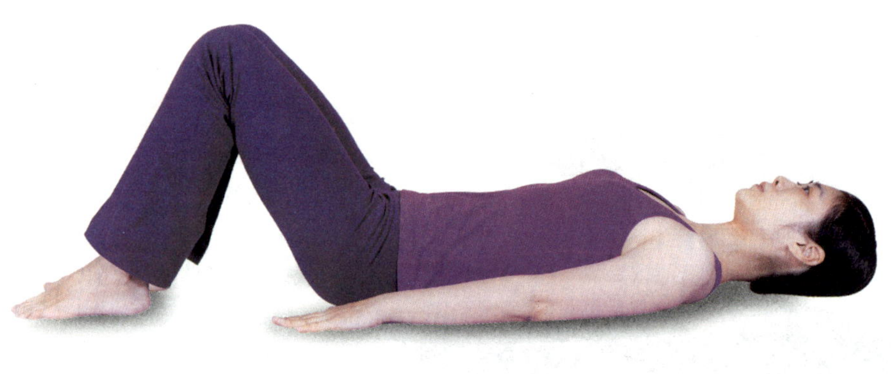

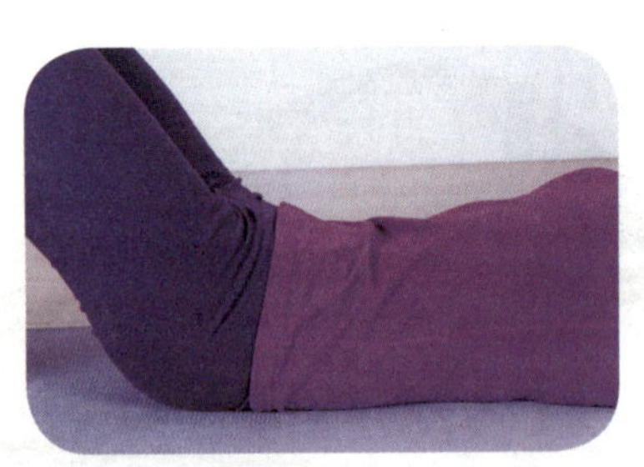

2

▶手与脚掌贴地，再从尾椎骨开始依次将臀部、腰部、背部椎推离地面。

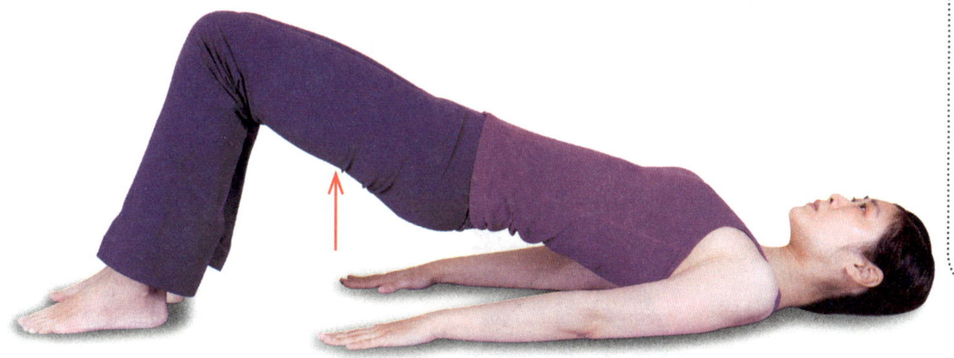

3

▶保持这个动作的同时吸气，吐气时上身慢慢着地，感觉像是让胸椎一节节放下来似的，直到腰部贴地，放松骨盆，重复做这组动作5~10次。

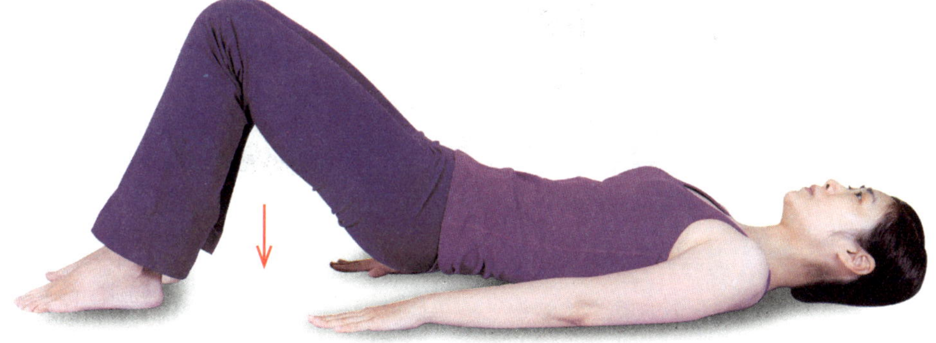

臂肌伸展

1

▼右腿翘起放在左大腿上，再将左脚抬离地面。

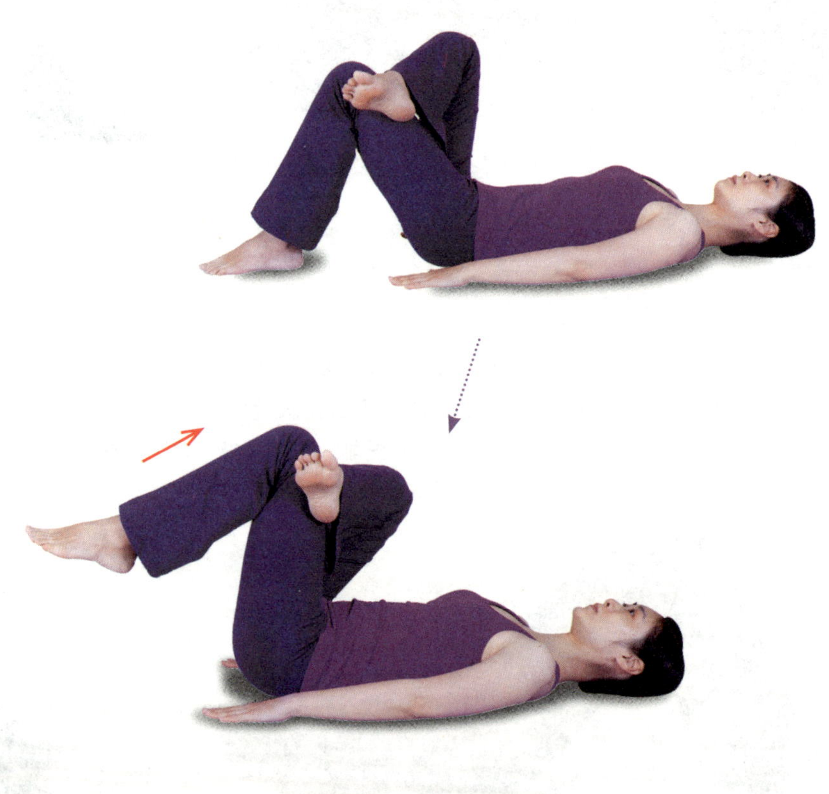

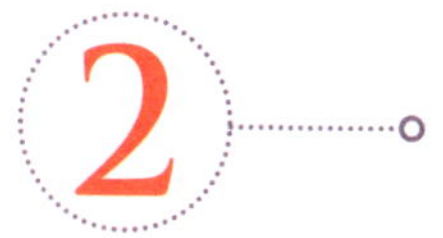

▼双手抱住左大腿后方，身体平贴地面，双手将大腿拉向身体，感觉左臀被拉伸紧绷时，保持这个位置姿势约30秒，放下左脚，换另一侧练习，重复这组动作5次。

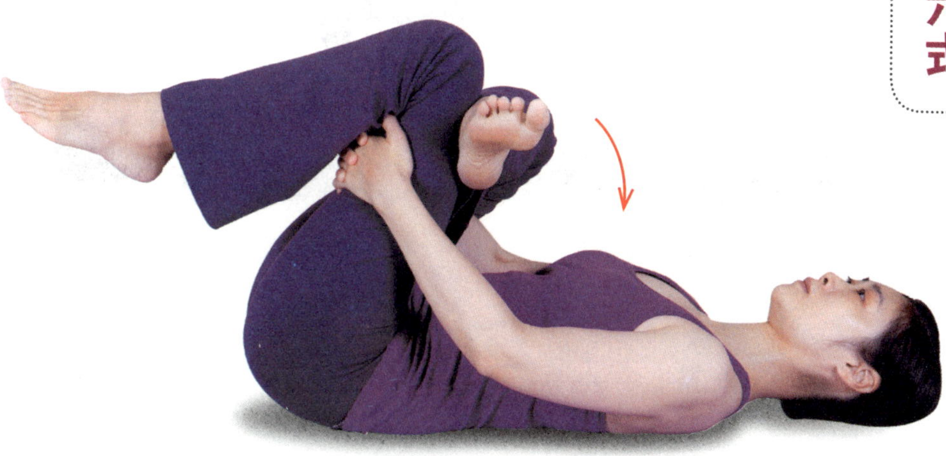

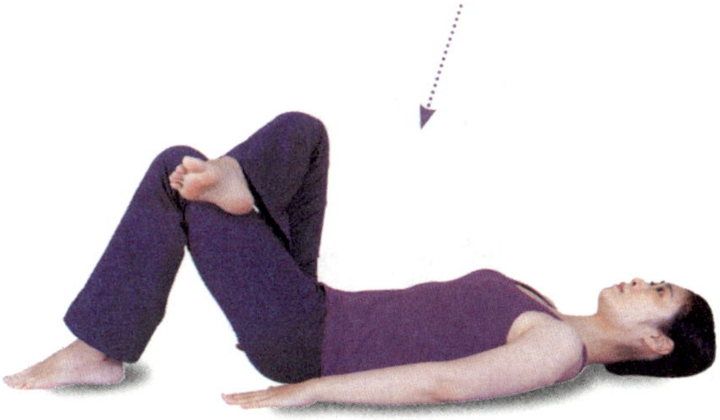

屈膝扭转

1

▼身体平躺在地上，左腿伸直，右腿屈膝抬起。

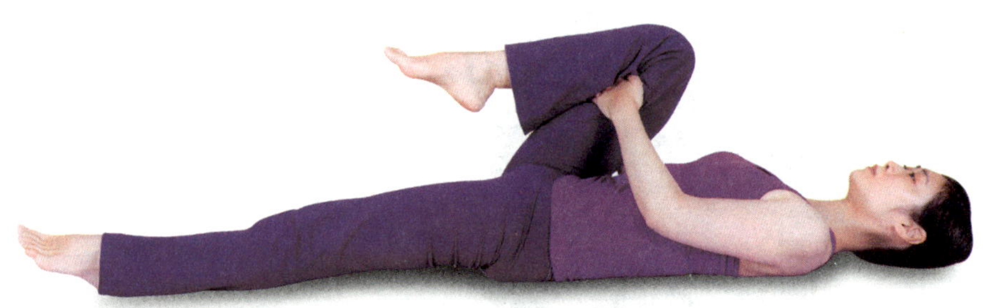

2

▼将双手平放在身体两侧，手心朝上，吸气。

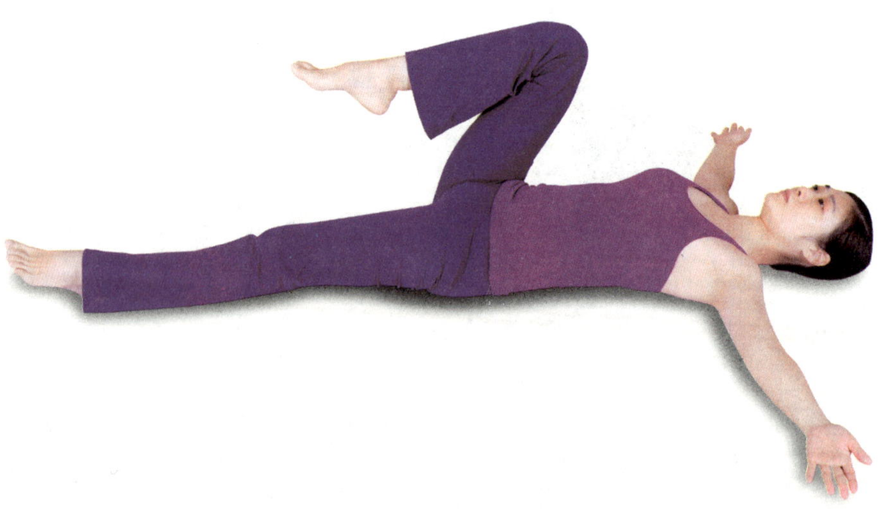

▼吐气时将右侧骨盆推高，右脚跨过身体，向左扭转，如同扭毛巾一般，保持这个动作的同时做5次呼吸。

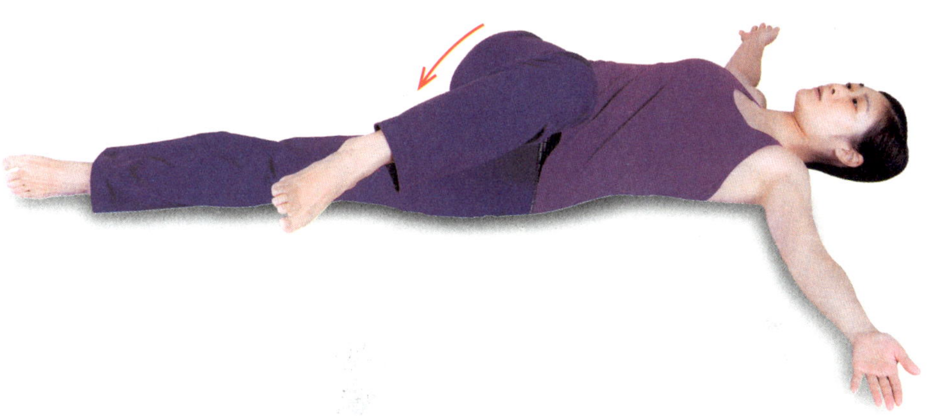

▶换另一侧练习，重复这组动作3～5次。

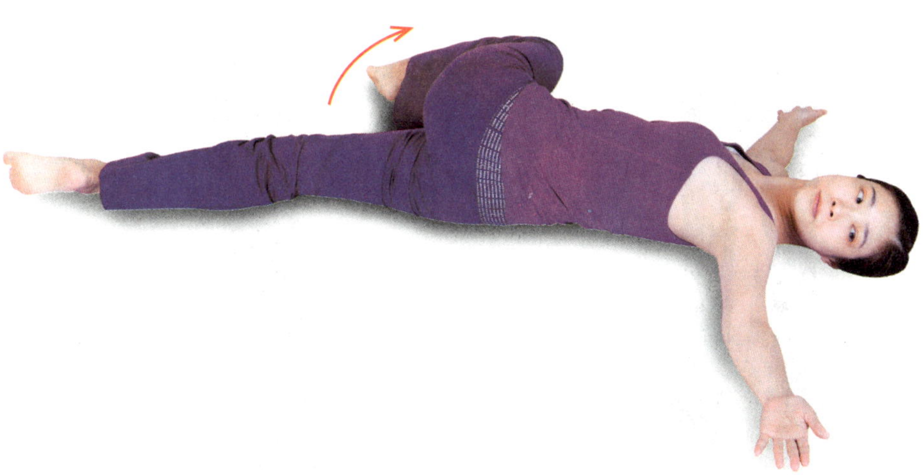

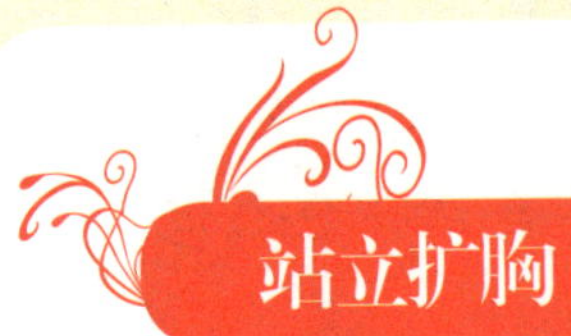

站立扩胸

1

▼双脚与肩同宽，站立，收臀。

▼吸气时双手上举，手臂贴近耳侧，然后慢慢吐气，保持这个动作的同时做5次呼吸。

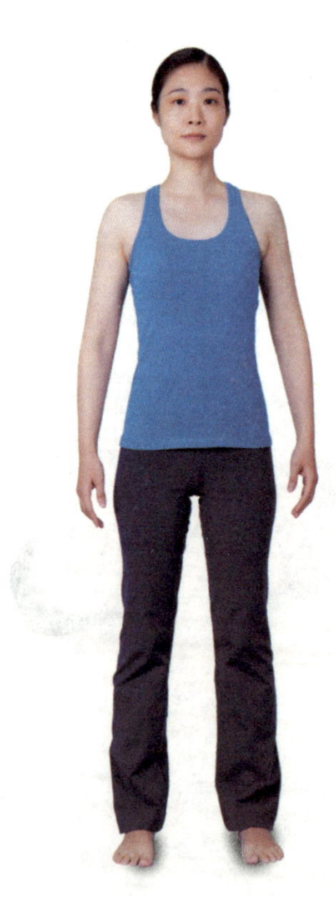

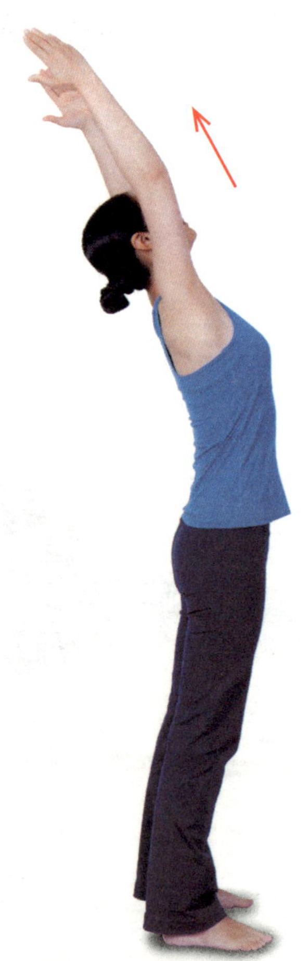

▼回到动作①，重复这组动作5次。

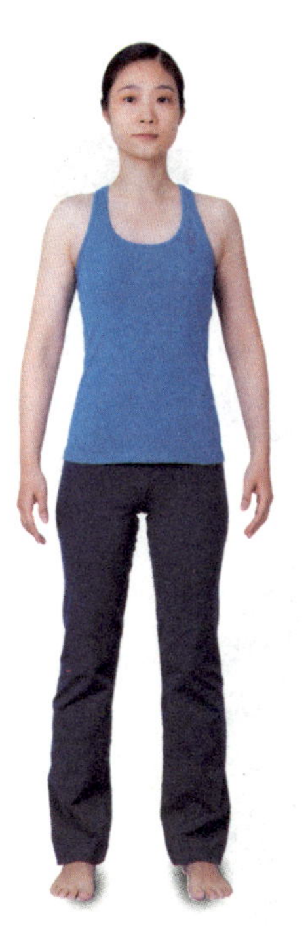

错误动作

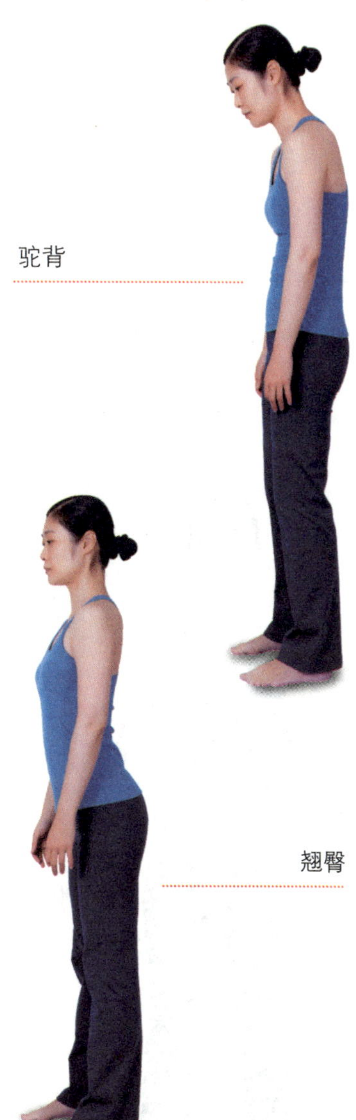

椅子

1

▼双脚与肩同宽，站立，收臀，吸气时把双手上举，手臂贴近耳侧。

2

▼放下双手摁在大腿上，同时臀部向后靠，屈膝。

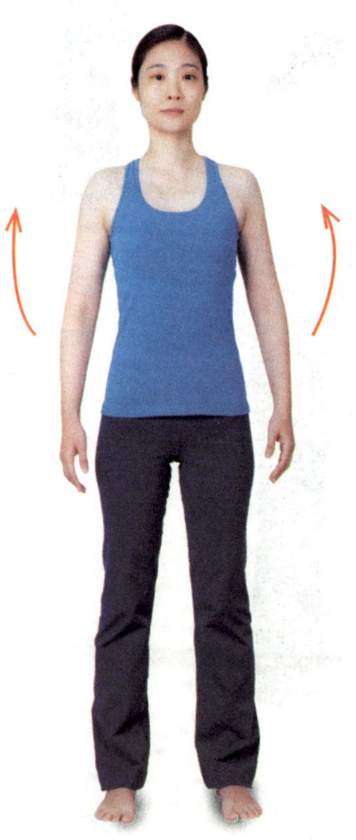

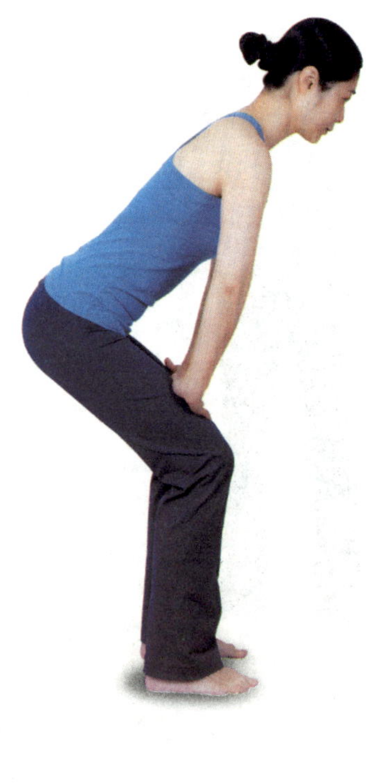

3

▼注意保持膝盖在脚踝正上方，不驼背，慢慢将双手伸直至胸前，保持这个动作的同时做3～5次呼吸，也可尝试将双手上举，使手臂贴近耳侧。

4

▶回到动作①，重复这组动作5次。

错误动作

驼背

膝盖与脚踝不在同一条与地面的垂直线上

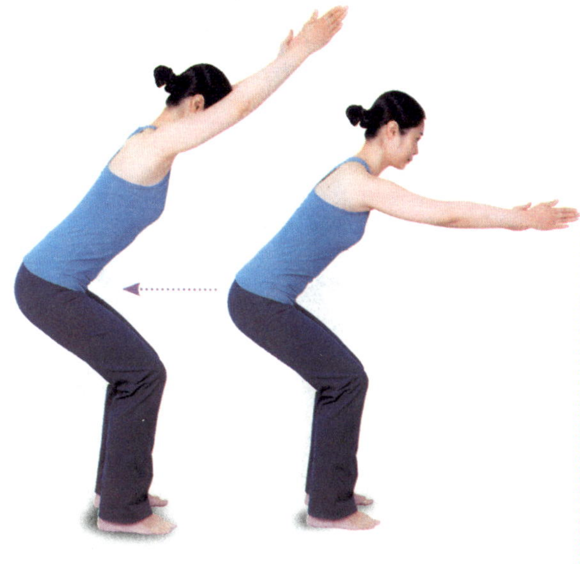

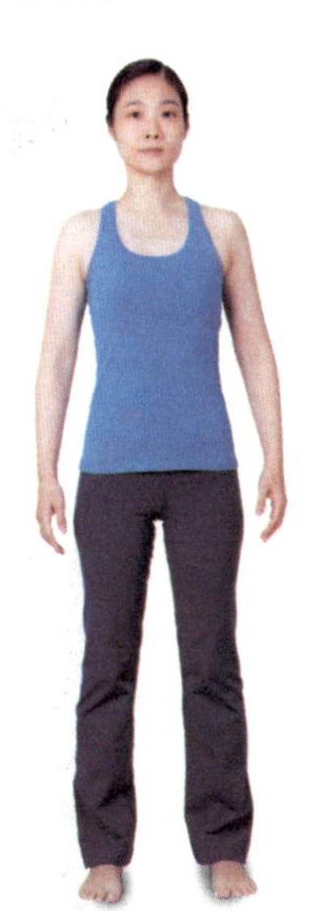

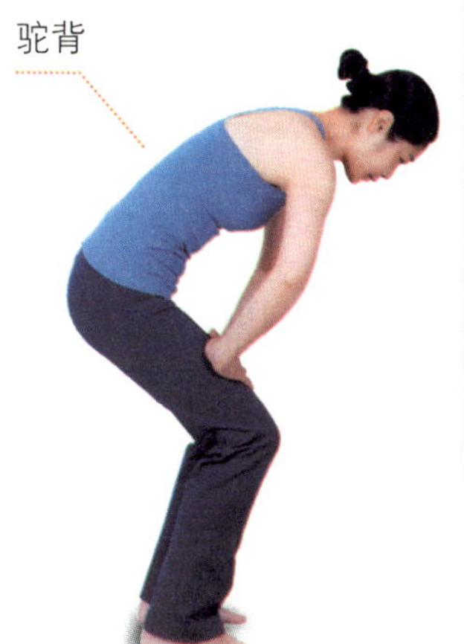

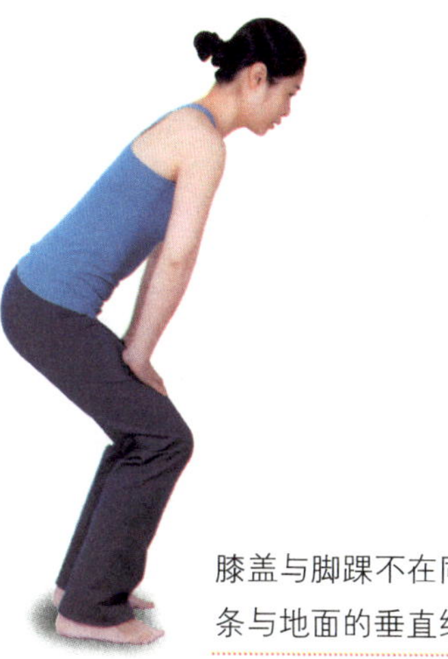

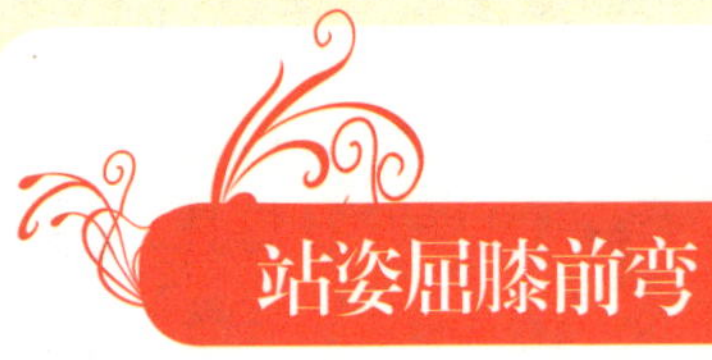

站姿屈膝前弯

1

▶双脚与肩同宽，想象靠墙站立，做5次深呼吸。

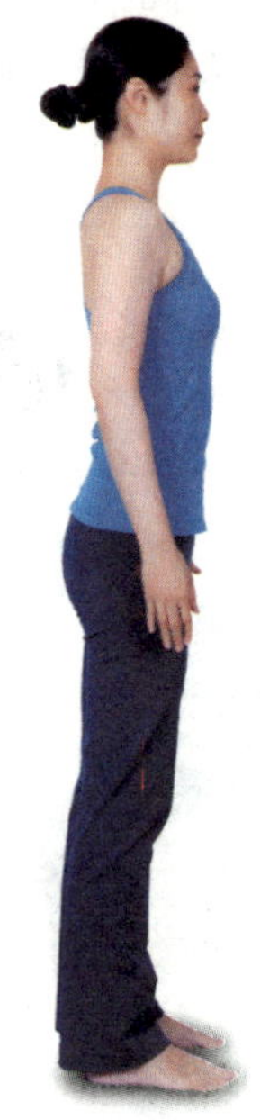

2

▶想象身体像寿司一样，在吐气时从颈椎向下卷，胸口内含。

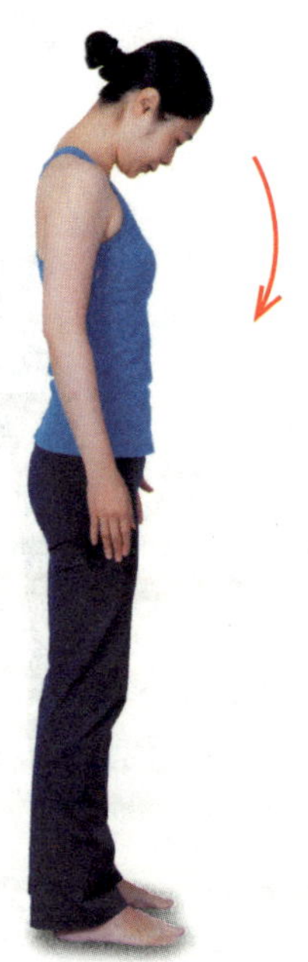

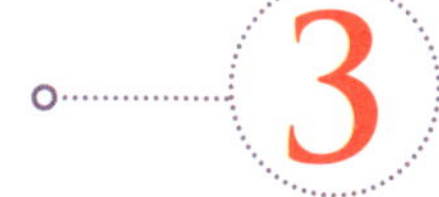

▼腰向前弯，同时腿稍微弯曲，让腹部靠近大腿，放松地伸展脊背，保持这个动作的同时做5次深呼吸。

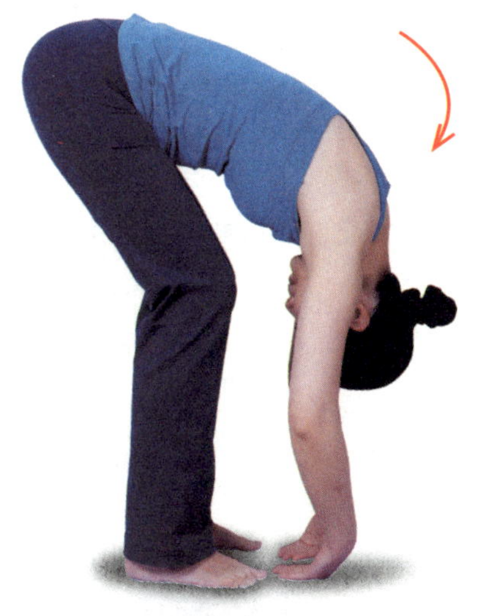

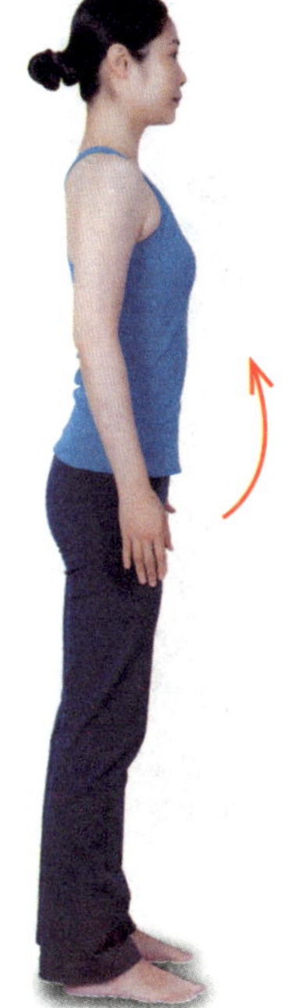

4

▶慢慢把背向上反卷，回到动作①，重复这组动作5次。

前弯后扣手

1

▼双手互扣在臀部后方，扩胸，两脚与肩同宽，站立。

2

▼向前弯曲身体，让腹部靠近大腿，同时手慢慢向上拉高，保持这个动作的同时做3～5次呼吸。

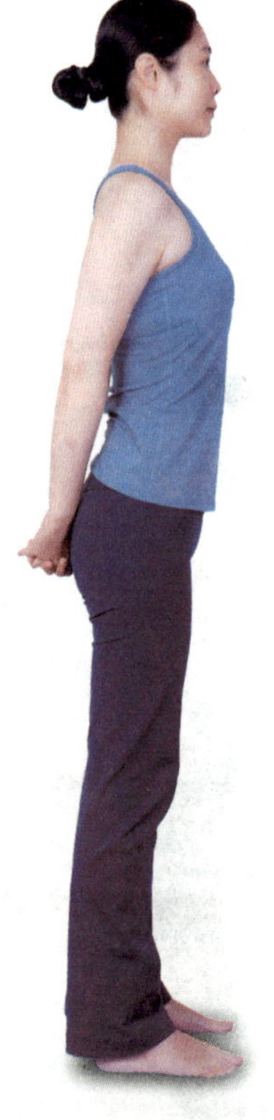

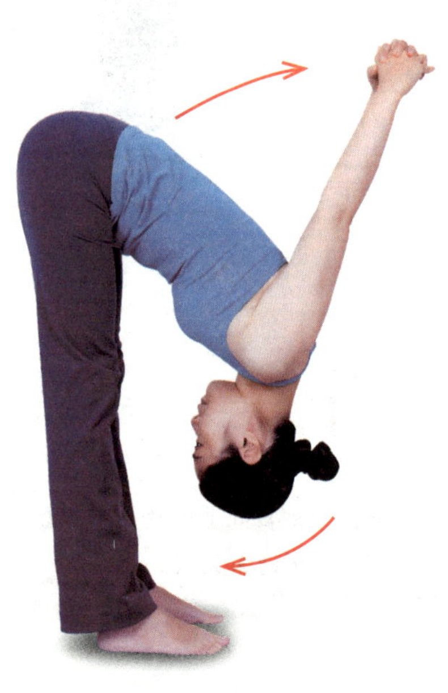

▼回到初始动作时，先将手放下至腰侧，再手叉腰，慢慢回卷至站立姿势，重复这组动作5次。

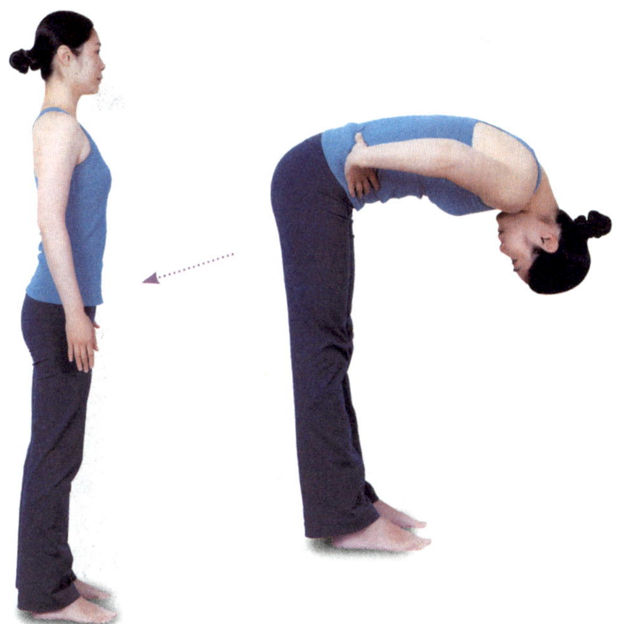

替换动作

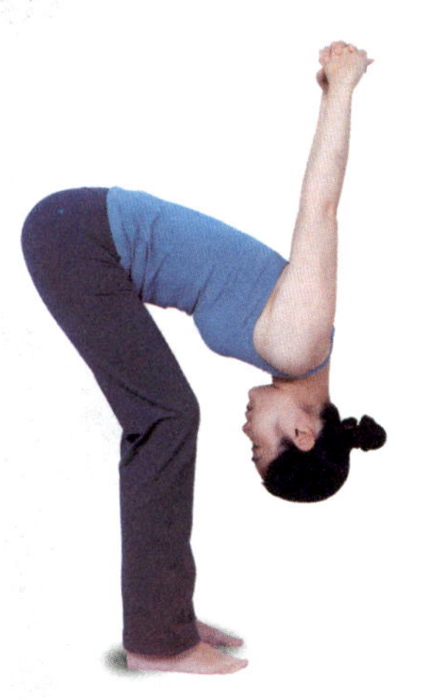

◀做动作②时如果大腿及膝盖后侧感觉紧绷，可以屈膝。

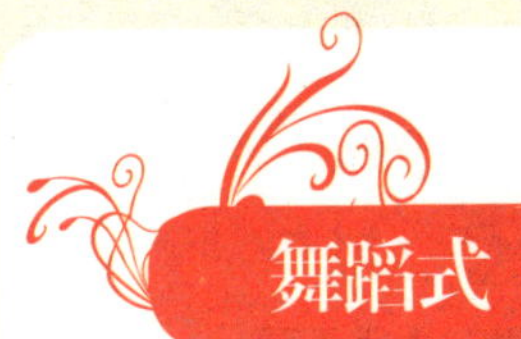

舞蹈式

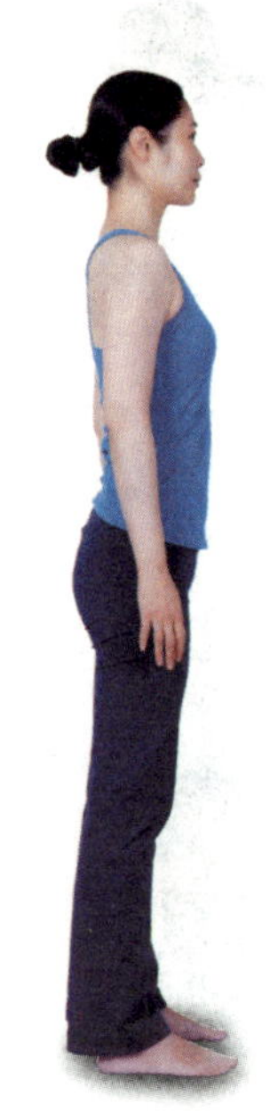

1

▶两脚分开，与肩同宽，站立，收臀。

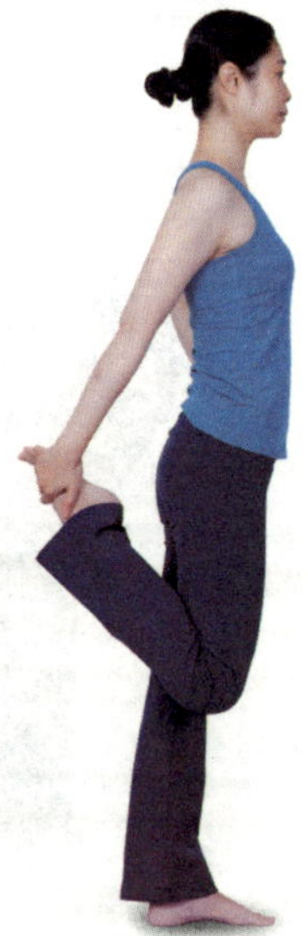

2

▶双手叉腰，右腿屈膝，右脚向臀部勾起，然后用右手拉住脚背，伸展大腿前侧的肌肉。

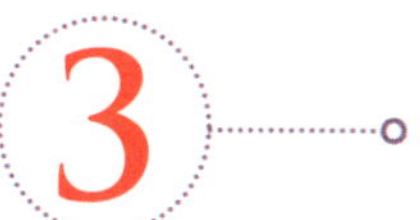

▶同时将左手向上伸直，增加动作的强度。

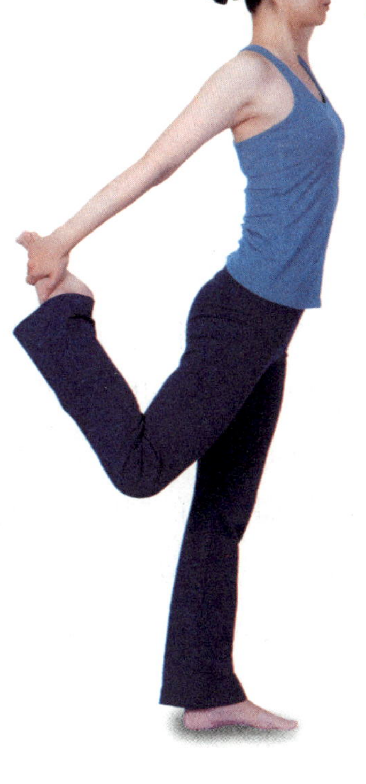

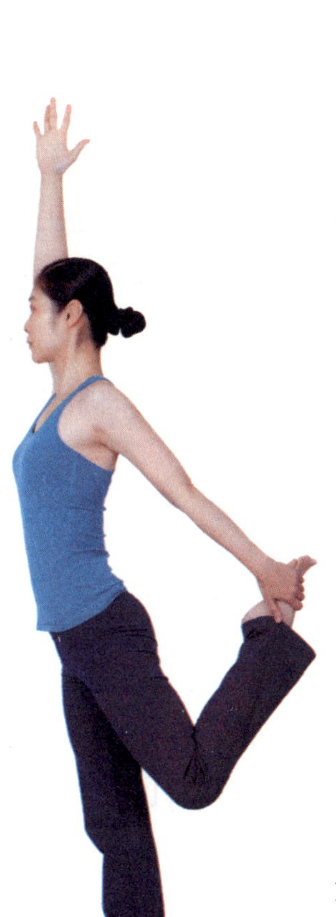

▶换别一侧练习，重复这组动作5次。

附录

最易被忽略的——运动前后皮肤清洁细节

运动前

许多女性平时有化妆的习惯，在运动前一定要清理干净。这是因为运动过程中毛孔会张开，皮肤表面的化妆品可能会通过毛孔进入皮肤深层，进而堵塞毛孔，影响皮肤健康。另外，隔离霜、粉底等化妆品还会阻碍汗液的排出，影响运动排汗的效果。对于男性来说，也应在运动前适当清洁脸部，以避免皮肤上过剩的油脂和吸附的灰尘等堵塞毛孔。

运动中

运动中会排出大量汗水，切忌用面巾纸擦拭，这是因为面巾纸上脱落的纸屑很可能会堵塞毛孔，引起皮肤不适。在保证汗水不流入眼睛的前提下，尽量不要擦拭身上的汗水，它们可以帮助身体更有效地散热。

运动后

运动后不宜马上淋浴，但由于汗水很容易在皮肤表面生成一层盐霜，灼伤皮肤，所以可先清洁脸部，再用干毛巾轻拭身上的汗水。这样不仅可以简单清理汗水，还可以有效防止因汗液蒸发而着凉。

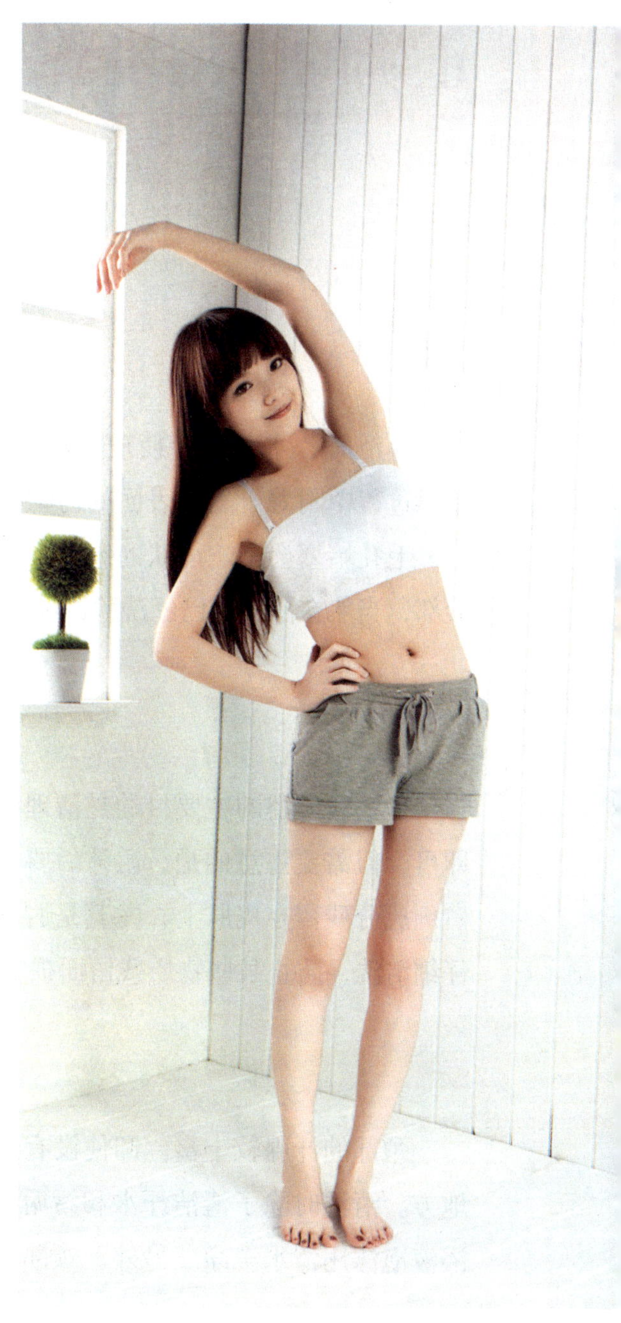

正确的淋浴步骤

清洗脸部

淋浴时，水蒸气会使皮肤的毛孔张开，无论是汗液杂质还是运动过程中附着于皮肤表面的污物，都可能趁机潜入毛孔。久而久之，毛孔堵塞会影响皮肤的健康。因此，运动后淋浴时应最先清洗脸部，当然在淋浴前已经洗脸的除外。

清洗身体

运动后淋浴的主要目的是清理汗渍，此过程只需使用沐浴产品即可。但需要注意的是，游泳后要仔细清洗身体以免游泳池中的漂白剂成分残留在皮肤上，尤其是肘部、膝盖、指缝等部位，一定要仔细清洗，防止某些物质残留而损害皮肤角质层。

颈部

颈部的汗腺较丰富。即使没有运动，颈部也是汗水容易聚集的地方。清洗时除了清洁汗水和污垢，还要注意把颈部可能残留的沐浴液泡沫用清水洗净。另外，颈部皮肤十分敏感，日常生活中要尽量避免汗水在此处长时间停留，及时做好清理工作。

乳房

乳房处有大汗腺，且运动中被衣物紧密包裹着，清洁此部位时需要特别注意。在淋浴时，乳房不宜经常使用过多的沐浴产品，尤其是碱性极高的皂类产品，它们会不断去除乳房表面的角质层。久而久之，乳房部位的皮肤无法恢复稳定的酸性环境，就会导致乳房表皮层因过分干燥等而肿胀难受。因此，每天清洗乳房应以温水为宜。

背部

许多人在多汗的时候背部会痘痘丛生，这是因为背部清洁很难做到尽善尽美，容易造成死皮堆积。运动后淋浴时，应使用专门清洗身体的柔软毛刷仔细清洗背部，不要贪图一时效果而使用过硬的丝瓜瓤等清洁产品，后者容易擦伤背部皮肤。另外，建议每2~3周使用一次去角质按摩膏，可以有效地保持背部皮肤健康，使毛孔通畅。

脚部

许多人在运动后只注重身体的清洁而忽略了脚部的清洁，脚部承受着身体的全部重量，无论运动与否，都应是日常重点清洁保养的部位。尤其在运动后，脚部出汗较多，应及时进行仔细清理，避免汗渍残留引起脚部疾病。

清洗头发

淋浴一会儿后，头发得到了水蒸气的充分滋润，此时是清洗头发的最佳时机。在清洗头发时，切忌反复多次使用清洁产品，以免使头发变得干涩而无光泽，而且不要因为一时懒惰而省略了护发的过程，洗完头后头发的毛鳞片打开了，十分适合进行保养。

注意事项

（1）运动过程中，肌肉对血液的需求量变大，如果运动结束后直接洗澡，热水会刺激身体的血管扩张，使流向皮肤和肌肉的血液进一步增加，进而导致心脑血管血液供应不足。另外，运动时身体耗氧量增加，运动结束后这种状态仍然会持续一段时间。若马上淋浴，浴室里的含氧量较低，极可能造成大脑缺氧，严重时甚至可能造成休克。所以，最好在运动后休息半个小时左右，待身体各项功能恢复正常时再进行淋浴。

（2）运动后肌肉会产生乳酸，这也是运动者感到肌肉酸痛的原因。在淋浴前适当进行一些舒缓轻柔的伸展动作，有助于减少乳酸的堆积。

（3）运动过程中身体会消耗大量的水，所以为了保证淋浴时各器官正常运行，在淋浴前应进行一次补水工作。若运动量较大，最好饮用专门的运动饮料，以弥补丢失的水和电解质。

（4）运动后最好使用36～39℃的温水淋浴，水温过高会使身体出汗，导致水分不必要的进一步的流失，造成身体虚脱；反之水温过低可能导致受凉生病。

（5）运动过程中能量消耗较大，在运动结束后皮肤仍会持续一段时间的排汗散热。若淋浴时间过长，很容易出现体力不支，一般以15分钟左右为宜。

图书在版编目（CIP）数据

出汗排毒 / 张媛媛著. — 杭州 ：浙江科学技术出版社，2014.10

ISBN 978-7-5341-6222-0

Ⅰ. ①出… Ⅱ. ①张… Ⅲ. ①毒物—排泄—基本知识 Ⅳ. ①R161

中国版本图书馆CIP数据核字(2014)第190246号

著作权合同登记号　图字：11-2012-241号

本书通过四川一览文化传播广告有限公司代理，经雅书堂文化事业有限公司授权出版中文简体字版

书　　名　出汗排毒
著　　者　张媛媛

出版发行　浙江科学技术出版社
杭州市体育场路347号　邮政编码：310006
联系电话：0571-85058048
排　　版　烟雨
印　　刷　北京佳信达欣艺术印刷有限公司
经　　销　全国各地新华书店

开　　本　710×1000　1/16　　印　张　13
字　　数　100 000
版　　次　2014年10月第1版　　2014年10月第1次印刷
书　　号　ISBN 978-7-5341-6222-0　　定　价　32.00元

责任编辑　刘　丹　李骁睿
责任校对　王　群　　责任印务　徐忠雷